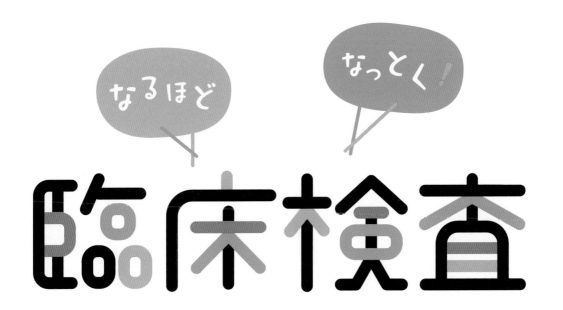

なるほど　なっとく！

臨床検査

西南女学院大学学長　**浅野嘉延**　著

南山堂

序

　現在の医療現場では，さまざまな専門職のスタッフが連携して1人の患者の診療にあたっています．それぞれの専門職が患者情報を共有して，お互いに診療経過をフィードバックすることがチーム医療の基本です．そのためには，すべての医療スタッフが共通言語として基本的な医学・医療の知識を持っていることが不可欠です．

　本書のテーマでもある「臨床検査」は患者診療において，診断の確定，重症度の判断，治療効果の判定など，病態の把握に重要な役割を果たしています．しかし，医学の進歩に伴い臨床検査は多種多様となり，専門性も高いことから理解が困難となってきました．

　そこで，本書ではチーム医療に必要な臨床検査の知識を，日常診療で役立つ内容にポイントを絞ってわかりやすく解説しました．本書の原点は，2015年に南山堂より出版した「看護のための臨床検査」です．その内容を改めて見直して加筆修正を行い，看護師だけでなく，臨床検査技師，診療放射線技師，管理栄養士，薬剤師，理学療法士，作業療法士，社会福祉士など将来の医療専門職を目指す学生にとって役立つ教科書となるように再編集しました．

　第1章では，臨床検査に関する基礎知識として，医療スタッフが関係する検体採取の方法や検査結果の評価の基本について解説しました．

　本書の中心となる第2章では，検査項目ごとに異常値となる仕組みや主な疾患との関係を簡潔にまとめ，臨床現場で医療スタッフが検査結果から患者の病態を把握するための指標となるように心がけました．過度に専門性の高い検査や，非常にまれな疾患との関連などは割愛し，日常診療のチーム医療で実際に役立つ内容になったと自負しています．また，診療記録には医師や看護師らが検査項目を略語（時には隠語）で記載することも多いため，使用頻度の高い略語も紹介しています．

　第3章には22例の症例を掲載しました．提示された検査結果から，症状や身体所見とあわせて，患者の病態を把握するトレーニングを行ってみてください．なお，提示した検査結果は実際の患者データですが，症例の内容はすべて架空のものです．

　本書が，看護師をはじめとしてさまざまな医療専門職を目指す学生さんの教科書としてだけでなく，医療福祉施設でチーム医療を行っているスタッフの皆さまのお役に立てることを願っています．

　最後に，図表の使用を許可してくださいました先生方，企画から出版まで御支援してくださいました南山堂の石井裕之氏に深く感謝いたします．

2021年10月吉日

西南女学院大学

浅野嘉延

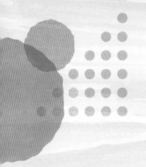

目　次

第3章　症例で学ぶ，検査データから病態を把握するポイント　127

第 1 章

臨床現場で必要な
検査に関する基礎知識

1 ▦ 検査前の注意点

1 検査計画とインフォームド・コンセント

　現在の医療において，患者の病態を正しく把握するためには臨床検査による解析が不可欠である．しかし，検査には患者の苦痛を伴う（侵襲的）ものもあり，検査に時間を要して治療開始が遅れる可能性もある．患者が負担する医療費のかなりの部分を検査費用が占めていることも忘れてはならない．そこで，優先順位を考慮した適切な検査計画を立てることが大切となる．主治医が検査計画を立てる際には，病歴の聴取や身体所見の診察が基本となるが，医療スタッフからの患者情報も重要な判断材料となる．

　たとえば，主治医は採血や心電図などの指示を出すだけで，検査に立ち会わないことも多い．看護師や臨床検査技師が採血をする際に「血管が細くて採血が難しい」，「患者が採血の痛みに敏感である」などの事実があれば主治医に伝えるべきである．それにより，主治医は採血回数を必要最小限に抑えるなどの対応ができる．高齢者の心筋梗塞では胸痛を訴えないことも多い．心電図を測定中に心筋梗塞を疑う所見に気づけば，大至急で主治医に連絡しなければならない．それにより，いち早く適切な検査と治療の実施が可能となる．情報を共有することが医療におけるチームプレイの第一歩である．

　医療行為について事前に患者に十分な説明を行い，納得のうえ同意を得ることをインフォームド・コンセントと呼ぶ．臨床検査でもとくに内視鏡検査や血管造影検査などの侵襲的な検査では，主治医が文書にて検査の必要性や危険性などについて説明し，患者から署名した同意書を取得する．これらは日本中の医療施設で実施されているが，侵襲性の低い検査（採血，心電図，単純X線など）では主治医からの説明が不十分なこともある．このような場合，患者が医療スタッフに検査の目的などを質問することも多い．その意味でも，各々の検査について理解しておくことは臨床現場において大切なことである．

2 本人確認

　検査結果を信頼して患者の診断や治療を行うためには，その検体が間違いなく対象としている患者から採取されたものであることが大前提である．たとえば，正しい方法で交差試験をしたうえで輸血を行ったとしても，違う患者から採血された検体で検査をしたのであれば輸血事故が起こり得る．病棟や外来で採血を行うのは一般的に看護師や臨床検査技師であり，患者の取り違えが絶対にないように注意する必要がある．

　外来患者の採血をする場合には，患者を一人ずつ採血ブースに呼び入れ，患者自身にフルネームを言わせて本人確認をする．採血指示と採血管に貼られたシールの患者名を再度確認したうえで採血を行う．1人の患者に対して複数種類の採血管に採血することも多いの

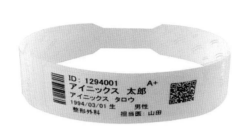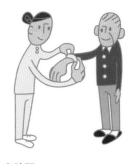

図 1-1　リストバンドによる**患者確認**

（写真提供：アイニックス株式会社）

で注意を要する．入院患者で顔をよく知っている患者であっても，慎重に患者確認を行う必要がある．早朝の睡眠中の患者であっても起こすことを躊躇してはならない．最近ではほとんどの病院でリストバンド（**図1-1**）による患者確認を行っている．

　もちろん，採血だけでなくすべての診療行為で，患者の取り違えが絶対にあってはならない．患者を検査室や手術室へ誘導する医療スタッフの責任は重大である．患者が多くて忙しいとき，同姓の患者がいるとき，自分の名前が言えない患者がいるとき，これらのときに十分な注意を払うのは当然であるが，なにげない毎日の診療時にミスが多いことも忘れてはならない．

3　検査のための患者情報の聴取

　検査成績に影響を及ぼす因子としては，食事，運動，体位，時刻などがある．早朝起床時の空腹で採血する入院患者は問題ないが，外来患者では採血前の食事や運動の有無を聴取する必要がある．食事で上昇する採血結果としては，血糖やトリグリセリドの値が代表的である．激しい運動後では，筋肉酵素の流出によりクレアチンキナーゼの値などが上昇する．各種ホルモンの値も体位や時刻などの影響を受ける．もちろん採血以外でも，食後に消化管内視鏡検査は不可能であり，腹部超音波検査も胆囊の観察などが困難となる．ピロリ菌の呼気試験なども食後は避けるべきである．

　検査の危険性を減少させるために，事前の情報聴取が必要な場合もある．X線検査では妊娠の有無を確認し，造影剤を使用するときはアレルギーの既往などを聴取する．消化管内視鏡検査では抗コリン薬を使用するために心疾患，緑内障，前立腺肥大の有無を聴取し，生検を行う可能性を考えて抗血小板薬や抗凝固薬の服用を確認する．検査時に薬剤を使用する場合は，妊娠や授乳中の有無を確認し，薬剤の胎児への影響や母乳移行の可能性を考慮する．MRI検査では心臓ペースメーカーや体内金属の有無を確認する．

　これらの患者情報は主治医や検査担当者（医師，臨床検査技師，診療放射線技師）が責任を持って聴取するが，看護師も確認することがダブルチェックの意味で重要である．また，未婚の女性が妊娠の可能性を主治医をはじめとした男性医療スタッフに言い出せず，女性の医療スタッフに初めて申告することもある．

2 日常診療で行われる検体採取と検査の実施

1 尿の採取と保存

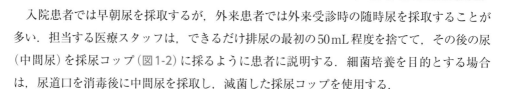

　入院患者では早朝尿を採取するが，外来患者では外来受診時の随時尿を採取することが多い．担当する医療スタッフは，できるだけ排尿の最初の50 mL程度を捨てて，その後の尿（中間尿）を採尿コップ（図1-2）に採るように患者に説明する．細菌培養を目的とする場合は，尿道口を消毒後に中間尿を採取し，滅菌した採尿コップを使用する．

　尿定性検査は原則的に新鮮尿を用いるが，採尿後2〜3時間以内であれば冷暗所に保存することで検査が可能である．やむを得ず半日以上保存する場合は冷蔵保存する．採取した尿を長時間放置すると，細菌の増殖や物質の揮発などにより，糖やケトン体の陰性化や円柱の消失などの変化を生じる．

　一日尿量の測定や尿定量検査では24時間蓄尿を行う．尿定量検査では検査項目に応じて適切な保存剤を入れた蓄尿瓶（図1-3）を用意し，たまった尿を攪拌した後に一部を採取して検査を行う．検査までに日数を要するときは冷凍保存を行う場合もある．蓄尿は病棟内の感染源となることもあり，不必要に続けるべきではない．連日蓄尿の指示が出たままになっている場合は，看護師が主治医に必要性を確認することもチームプレイといえるであろう．

2 尿の定性検査

　尿中のタンパクや糖など複数の項目を試験紙で簡単に調べることができる．臨床検査技師が検査することが多いが，診療所などでは看護師が検査することもある．

　試験紙は容器に密封して，湿気を避けて室温で暗所に保管しておく．検査にはできるだけ新鮮尿を用いる．試験紙の上端部を持って，先端の判定部分を採尿コップに入った尿に

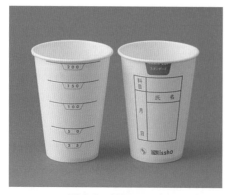

図 1-2　採尿コップ
（写真提供：日昭産業株式会社）

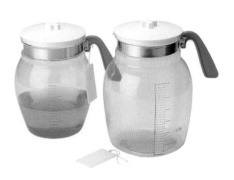

図 1-3　蓄尿瓶
（写真提供：松吉医科器械株式会社）

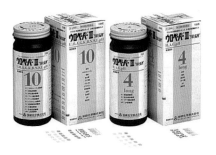
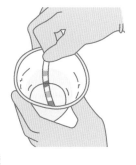

図1-4　尿の定性検査

（写真提供：栄研化学株式会社）

		正常					
ウロビリノーゲン	10秒	−|	1＋ 2	2＋ 4	3＋ 8	4＋ 12 mg/dL	
潜　血	30秒	−|	＋−	1＋	2＋	3＋　赤血球ヘモグロビン ＋−	1＋　2＋　3＋
ケトン体	30秒	−|	1＋	2＋	3＋		
ブドウ糖	60秒	−|	＋−50	1＋100	2＋250	3＋500	4＋2000 mg/dL
蛋白質	直後	−|	＋−15	1＋30	2＋100	3＋300	4＋1000 mg/dL
pH	直後	5	6	7	8	9	

図1-5　尿の定性検査の判定表例

（写真提供：栄研化学株式会社）

完全に浸す（図1-4）．1秒程度で引き上げ，試験紙の端を採尿コップの内側に軽くあてて余分な尿を切り捨てる．試験紙を水平にして，容器に表示されている判定表（図1-5）に照らし合わせて検査結果を判定する．検査項目によって尿から引き上げてから判定までの時間が異なるので注意を要する．

3　便の採取と保存

　大腸癌の集団検診などで便潜血反応を調べるときは，患者（検診を受ける人）自身が自宅で便を採取することがほとんどである．便潜血反応は採取の仕方によって偽陽性や偽陰性（p.11〜12参照）が起きやすいため，医療スタッフは採取と保存の方法をしっかりと説明する必要がある．

　便潜血反応のための採便キットを使用する．キットにある専用シートを便器に敷いて，その上に排便をするように説明する．患者は採便棒を使って，便の表面を擦って先端の溝が埋まる量の便を採取する（図1-6）．大腸癌などでは便の表面の一部にのみ血液が付着していることも多いので，便の表面を全体的に擦ることも大切である．

　便の採取が終わったら，採便棒を採便容器に入れて密封して冷暗所に保存する．大腸癌

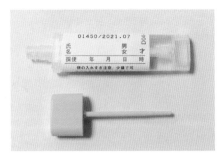

図 1-6　採便容器と採便棒

　検診では2日連続の採便を行うので，2日目が終了したら2日分をまとめて速やかに提出してもらう．なお，女性が月経中の場合は月経血が便に付着する可能性があるので，採便は避けるように説明する必要がある．

4　静脈血の採取と保存

　ほとんどの血液検査は静脈血を用いて行われる．静脈血の採取は日常業務であり，その手技についてはテキストなどに詳しく解説されている．ここでは，検査結果に及ぼす影響といった観点から採血法と保存法について述べる．

　基本的なことであるが，輸液中の患者は点滴と反対側の腕から採血をする．同側から採血すると輸液が混入して検査結果に大幅な狂いを生じる可能性がある．腎臓透析患者のシャント部からの採血は避ける．また，前述のように検査前の食事は血糖やトリグリセリドの値を，運動や筋肉注射はクレアチンキナーゼの値などを上昇させるので注意が必要である．ホルモンの値もさまざまな要因の影響を受けることが多い．たとえば，コルチゾール値などは大きく日内変動するので採血時刻に留意する．レニン値は採血時の体位の影響も受けるので，レニン・アンジオテンシン系は30分以上の安静臥床の後に採血する．

　採血は使い捨ての採血針とホルダーを使用し，通常は複数種類の真空採血管（図1-7）に血液を採取する．採血管には検査項目に応じた抗凝固薬が添加されている（表1-1）．採血管の種類はキャップの色で区別できるようになっている．

　一般に，血液生化学検査（抗凝固薬なし）は茶色，凝固検査（クエン酸Na入り）は黒色，血球検査（EDTA-2K入り）は紫色，血糖検査（フッ化Na入り）は灰色，リンパ球培養など（ヘパリン入り）は緑色のキャップであることが多いが，メーカーによって差異があるので確認が必要である．血液を採取する際は，血液生化学検査，凝固検査，血球検査，血糖検査の順番で行うのが原則である．皮膚を穿刺した際に混入する組織片の影響を受けない血液生化学検査を最初にして，駆血が長くなると凝固系に影響が出るので凝固検査を次に行う．

　患者の取り違いがないように，指示されたすべての採血管に取り漏れがないように，採血者自身が針刺し事故をしないように，十分な注意を払うことは言うまでもない．抗凝固薬

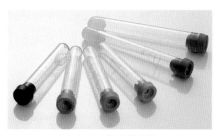

図 1-7　真空採血管

(写真提供：徳山積水工業株式会社)

表 1-1　採血管の種類

抗凝固薬の添加	主な検査項目
無添加	血液生化学検査
3.13% クエン酸 Na	凝固検査
EDTA-2K	血球検査
フッ化 Na + EDTA-2Na	血糖検査
3.8% クエン酸 Na	赤　沈
ヘパリン Na	リンパ球培養など

の入った採血管は，採血直後に静かに転倒混和する．

　採血した検体はただちに検査室に搬送して検査を行うのが原則である．やむを得ない場合は，できるだけ適切な方法で保存する．EDTA 入りの血液は室温保存で数時間以内であれば血球検査は可能である．しかし，血球の形態が変化(正常リンパ球が異型リンパ球に類似するなど)するため，長時間保存した血液で塗抹標本を作成するのは不可である．

　抗凝固薬なしの血液は，遠心分離した血清を冷蔵あるいは冷凍保存すれば，血液生化学検査の多くの項目を安定して測定することができる．全血のまま保存すると，血糖値の低下や溶血による変化[ALT や LD (LDH) などの上昇]をきたす．冷蔵保存は溶血を促進するので，やむを得ず全血で保存する場合は室温とする．

5　毛細管血の採取と血糖測定

　毛細管血による血糖測定は，ベッドサイドで頻回に行う検査の一つである．糖尿病のコントロール，血糖値の日内変動の観察，低血糖の診断などに利用する．糖尿病患者に血糖の自己測定の手技を指導することも看護師や臨床検査技師の役割である．

　簡易血糖測定器の電源を入れ，新しい測定チップを取り付けて準備しておく．穿刺部位は毛細血管に富んだ指先の手掌側や耳朶が適している．穿刺部位を選んでアルコール綿花で消毒する．穿刺器に新しい穿刺針を取り付け，穿刺部位に密着させてボタンを押すと穿

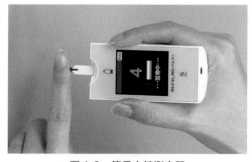

図 1-8　簡易血糖測定器

(写真提供：株式会社三和化学研究所)

刺が完了する．少量の血液が出てくるので，穿刺部位の周囲を軽く押さえて血液が半球状になるまで押し出す．簡易血糖測定器の測定チップを血液に接触させて血糖値の測定を行う（図1-8）．

6 心電図の測定

　緊急時などは医師以外の医療スタッフが心電図を測定することも多いので，臨床現場で働くすべての看護師や臨床検査技師は迅速に正確な心電図を測定できることが求められる（図1-9）．まずは日頃から勤務場所にある心電計が正しく作動すること，患者に装着する電極や記録用紙などの付属品が揃っていることを確認しておく．測定中に患者の体動や震えがあると筋電図の波形が混入するため，心電図はできるだけ暖かく患者が落ち着ける環境で測定するように心がける．

　心電計のアースコードを接続して電源を入れる．患者に腕時計やネックレスなどの金属をはずしてもらい，前胸部と前腕および下腿が露出した状態でベッド上に仰臥位で寝かせる．電極と皮膚の接触をよくするために，装着部にクリームを塗布するか水分を含んだガーゼで湿らせる．電極は肢誘導が4個と胸部誘導が6個あり，それぞれ色分けされているので装着部位を間違わないように注意する（図1-10）．

　肢誘導の電極は，赤色は右手の前腕の屈曲部に，黄色は左手の同部位に，黒色は右足の下腿の内側部に，緑色は左足の同部位に挟むようにして装着する．

　胸部誘導の電極は，赤色（V1）は第4肋間の胸骨右縁に，黄色（V2）は第4肋間の胸骨左縁に，緑色（V3）はV2とV4の中点に，茶色（V4）は第5肋間の左鎖骨中線上に，黒色（V5）はV4の高さの前腋窩線上に，紫色（V6）はV4の高さの中腋窩線上に吸盤で押しつけて装着する．胸骨角（胸骨柄と胸骨体の境目で前方に少し突出している）に第2肋骨が付着してい

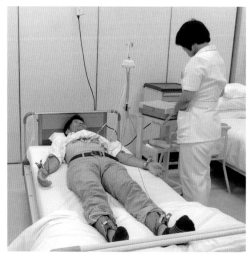

図1-9　心電図の測定

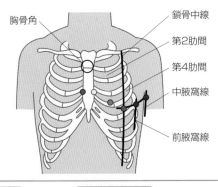

図 1-10　心電図の電極

肢誘導の電極	胸部誘導の電極
● 赤：右手	● 赤（V1）：第4肋間の胸骨右縁
○ 黄：左手	○ 黄（V2）：第4肋間の胸骨左縁
● 黒：右足	● 緑（V3）：V2とV4の中点
● 緑：左足	● 茶（V4）：第5肋間の左鎖骨中線上
	● 黒（V5）：V4の高さの前腋窩線上
	● 紫（V6）：V4の高さの中腋窩線上

るので，その下が第2肋間になると考えれば肋間を同定しやすい．肥満者や乳房の大きな患者では肋間の同定が困難な場合もあるが，心筋梗塞を疑うなどの緊急時には（肋間の同定が困難でも）とりあえず大体の位置で早急に測定するべきである．

　胸部誘導の電極は患者の体型や吸盤の劣化で外れやすいので注意する．患者に体動がないこと，それぞれの電極が正しく装着されていることを確認のうえ，心電図の測定を開始する．最近の心電計では12誘導を10秒くらいで自動的に記録するものが多い．記録された心電図をみて，交流波の混入などがある場合は再度の測定を行う．不整脈を認める場合は手動で長めに測定するなどの臨機応変な対応も大切である．

7　経皮的酸素飽和度の測定

　パルスオキシメータによる経皮的酸素飽和度（SpO_2）の測定は，患者の呼吸状態を簡単に判定する方法として，多くの診療科で毎日のように実施されている（図1-11）．

　患者の指先にパルスオキシメータを装着して酸素飽和度と脈拍を測定するが，装着する前に指の爪の汚れやマニキュアは取り除く必要がある．測定値にエラーが出る場合は，装着する指を変更する，温めて末梢の循環を改善させるなどの工夫を行う．

　測定結果をカルテに記載する場合は，酸素を投与していない状態（room air）であるか，投与中であれば投与量を記載する．SpO_2が低い場合は看護師の判断で酸素投与を開始することもあり得るが，慢性呼吸不全の患者に高流量の酸素を投与するとCO_2ナルコーシスを引き起こす可能性があるので注意が必要である．

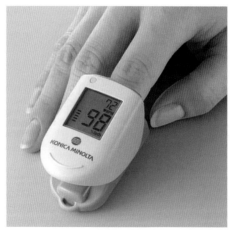

図 1-11　パルスオキシメータ

(写真提供：コニカミノルタ株式会社)

8　その他の検体の採取

　上記以外で主に看護師が採取する検体としては，喀痰（微生物検査や癌細胞診），便（微生物検査）などがある．動脈血，骨髄液，脳脊髄液，胸・腹水などは医師が採取するが，採取時の介助や検体の提出などは看護師の大切な役割である．

　臨床検査技師が検体採取に立ち会って，ベッドサイドで迅速な処理を行うこともある．たとえば，骨髄液は採取された直後にスライドグラスに塗抹して，ドライヤーで急速に乾燥させて固定する必要がある．この処理が不十分であると，染色をしても十分な血球の形態観察ができない．また，多くの検体は臨床検査技師が検査室で処理をするが，正確に検査するために必要な量が足りない，変性しているなど検体として不適当な場合は，速やかに医師や看護師に連絡をして検体の再採取を要求するべきである．

3　検査結果の解析に必要な評価指標

1　基準値

　検査結果を解析して患者の病態を把握するためには，それぞれの検査の読み方を十分に身につけなければならない．臨床現場で最低限必要な検査項目の読み方については**第2章**で解説する．ここでは検査一般に共通する評価指標について述べる．

　健常者であっても各人の体質や体型などにより検査結果には差が生じる．大集団の健常者で検査を行った場合に，検査結果は無作為にばらつくので正規分布に従うはずである．正規分布では平均値±2×標準偏差の範囲に約95％のデータが入るので，この範囲を基準値として設定する．たとえば，1,000人の健常者で血中尿素窒素（BUN）を測定し，結果の

平均値が14 mg/dLで，標準偏差が3 mg/dLであれば，14±2×3の計算により，8～20 mg/dLをBUNの基準値として設定する．理論的には，健常者95％（1,000人であれば950人）のBUNの値が8～20 mg/dLの範囲であることになる．

逆に言えば，健常者であっても5％の人は基準値から外れることになる．また，基準値の範囲内であっても，その人にとっては病的な状態であることもあり得る．あくまでも集団における一定の目安であるため，以前のように正常値ではなく基準値と呼ぶようになったわけである．したがって，検査結果を解析するときには，結果が基準値の範囲内であるか否かだけでなく，その人の健康時の結果との比較も大切である．たとえば，ある患者の白血球数が8,500/μLと基準値の範囲内であって，健康時の白血球数が4,000～5,000/μLであれば，その人にとっては白血球が増加していると考えられる．

2 パニック値

基準値を大きく外れて，緊急に治療を開始しないと致死的であると予測される検査値をパニック値と呼ぶ．パニック値はすべての検査項目に設定されているわけではなく，その値も医療施設によって異なる．パニック値の例を**表1-2**に示す．パニック値に気づいた医療スタッフは，ただちに主治医へ報告する必要がある．

3 感度（敏感度）と特異度

臨床検査の結果から疾病の有無を判定する場合に，目的とする疾病の患者を100％の確率で発見することは困難である．疾病があるのに間違って陰性（疾病がない）と判定した場合を偽陰性と呼ぶ．偽陰性が多いことは，見落としの多いことを意味する．ここで，疾病が

表1-2 パニック値の例

血球検査	白血球数 (/μL)	1,500 未満 or 20,000 以上
	Hb (g/dL)	6.0 未満
	血小板 (/μL)	30,000 未満
	PT-INR	3.0 以上
生化学検査	AST・ALT (U/L)	500 以上
	LD (U/L)	1,000 以上
	CK (U/L)	1,000 以上
	クレアチニン (mg/dL)	5.0 以上
	血糖 (mg/dL)	50 未満 or 500 以上
	ナトリウム (mEq/L)	120 未満 or 160 以上
	カリウム (mEq/L)	2.5 未満 or 6.0 以上
	カルシウム (mg/dL)	6.0 未満 or 12.0 以上
動脈血ガス	pH	7.2 未満 or 7.6 以上
	PCO_2 (mmHg)	20 未満 or 60 以上
	PO_2 (mmHg)	50 未満

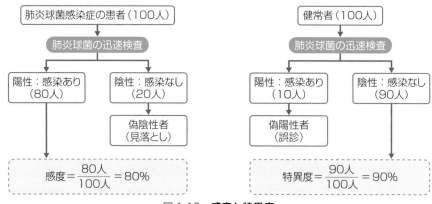

図1-12　**感度と特異度**

ある患者を陽性（疾病がある）と正しく判定できる確率を感度（または敏感度）と呼ぶ．その検査で「どれくらい敏感に患者を発見することができるか」を表した指標である．感度が高い検査とは，偽陰性が少ない（見落としが少ない）優れた検査ということになる．

たとえば，肺炎球菌に感染した患者100人に迅速検査を行ったところ，80人で陽性（感染がある）と判定できたとする（図1-12）．この場合に残りの20人が偽陰性者で，80人は正しく陽性と判定したわけであるから感度は80％である．

一方，感度が高くても，疾病のない人まで次々に陽性（疾病がある）と判定するようでは優れた検査とはいえない．疾病がないのに間違って陽性と判定した場合を偽陽性と呼ぶ．ここで，疾病がない患者を陰性（疾病がない）と正しく判定できる確率を特異度と呼ぶ．その検査で「どれくらい特異的に（選択的に）患者だけを選ぶことができたか」を表した指標である．特異度が高い検査とは，偽陽性が少ない（間違って疾病ありと判定する誤診が少ない）優れた検査ということになる．

たとえば，肺炎球菌に感染していない健常者100人に迅速検査を行ったところ，10人で陽性（感染がある）と判定されてしまったとする．この場合に10人が偽陽性者で，残りの90人は正しく陰性と判定したわけであるから特異度は90％である．

感度が100％の検査で陰性と判断されたのなら，偽陰性は0％だから「実際に疾病はない」と断言できる．逆に，特異度が100％の検査で陽性と判断されたのなら，偽陽性は0％だから「実際に疾病がある」と断言できる．

4　検査の精度管理

感度や特異度が高い検査でも，検査結果自体にバラツキが多いと意味がない．同じ検体を測定したときに，誰がどこで何回やっても同じ結果が出る（データのバラツキが少ない）場合に検査の精度（信頼性，再現性）が高いと表現する．

検査の精度を維持するためには定期的な精度管理が必要となる．同じ検査室で基準とな

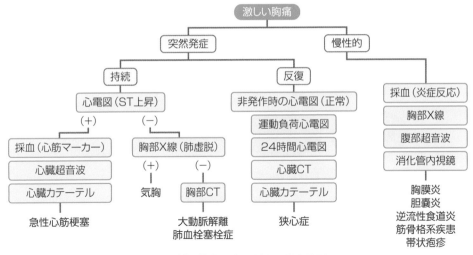

図 1-13　**胸痛患者に対する検査計画**

る検体を繰り返し測定し，測定値のバラツキを修正するのが内部精度管理である．同一の検体を複数の検査室で測定し，検査室間の測定値のバラツキを修正するのが外部精度管理である．

4　臨床検査の進め方

　実際の医療現場では，主治医は患者の病歴聴取や身体所見の診察から疾患を推定し，医療スタッフからの情報を参考にしながら検査計画を立て，優先順位に従って採血や画像検査などの臨床検査を進めていく．

　たとえば，激しい胸痛を訴える患者では，心筋梗塞など重篤な疾患の可能性を考えて検査を早急に進める必要がある．胸痛の性状（発症の仕方，部位，程度，持続時間など）や基礎疾患の有無を問診しながら，素早くバイタルサインと一般身体所見を診察したうえで，採血，心電図，胸部X線検査などを行う（図1-13）．

　突然発症の激痛が持続する場合は，心電図を最優先する．ST上昇があれば，採血（心筋マーカー）や心臓超音波検査の結果とあわせて急性心筋梗塞の確定診断を行い，緊急の心臓カテーテル検査の準備を進める．ST変化がないときは，胸部X線検査で気胸の有無を確認し，気胸がないときは胸部CT検査にて大動脈解離や肺血栓栓塞症の有無を検査する．

　激痛発作が反復する場合は，狭心症の可能性が高い．運動負荷心電図や24時間心電図で発作時のST変化の検出を試み，心臓CT検査や心臓カテーテル検査などにより冠動脈の検索を行う．

　慢性的な胸痛で呼吸，食事，体動などにより増悪する場合は，胸膜炎，消化器疾患（逆流性食道炎，胆嚢炎など），筋骨格系疾患の可能性を考えて検査を進める．皮疹があるときは帯状疱疹の可能性も考慮する．

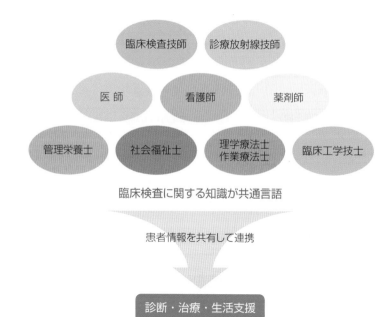

図 1-14　**臨床検査を介したチーム医療**

　このような臨床検査により原疾患の確定診断がつけば，疾患の進行度，合併症の有無，基礎疾患などの病態把握に努め，適切な治療を開始する．

　臨床現場における診断・治療の一連のなかで，医療スタッフは医師とともに多職種で情報を共有しながら連携して医療を行う．このチーム医療における多職種連携の共通言語として，臨床検査に関する基礎的な知識が不可欠である（図1-14）．

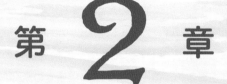

第 **2** 章

臨床現場で活用する検査の
意味とデータの読み方

1 検査項目の全体像

　臨床現場では非常に多くの種類の検査が行われている．1つの疾患の診断には複数種類の検査を使用する．1つの検査は複数種類の疾患の診断に役立つ．つまり，臨床検査と疾患は1：1の関係ではなく複雑に絡み合っている．疾患の診断や病態把握における検査の役割を多面的に捉えていくことが肝要である．そこで，各検査項目の内容を解説する前に，まずはどのような検査項目があるのか概略を示す．臨床検査の全体像をつかんで欲しい．

　初診の患者の病態を問診や診察だけで絞り込めないことも多い．そのような場合に実施するスクリーニング検査の組み合わせ例を図2-1に示す．検尿，採血，単純X線，心電図など患者にとって負担の少ない（非侵襲的）検査から開始するのが原則である．

　検尿で腎疾患や糖尿病の有無を推測する．血球検査で貧血の有無などを評価する．白血球数から細菌感染を推測することもできる．血液生化学検査では肝臓疾患や腎臓機能などの評価が可能であり，さまざまな内臓疾患の診断に有用である．糖尿病の検査としても重要である．CRP（C反応性タンパク）は炎症の程度を評価することができる．胸部X線写真で肺炎など胸部疾患の診断を行う．心電図は不整脈や心筋梗塞の診断に不可欠である．こ

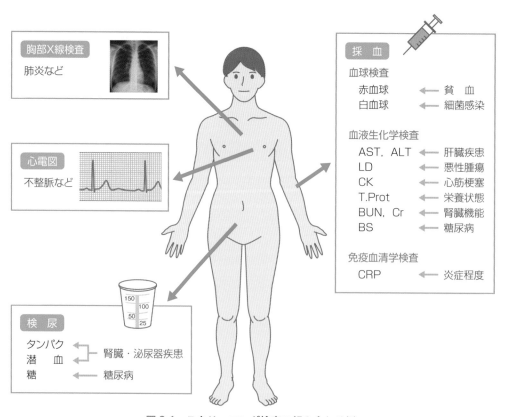

図2-1　スクリーニング検査の組み合わせ例

れらの臨床検査から疾患を絞り込んでいき，精密検査を行って確定診断を行う．

　続いて，疾患分野別の主要検査を概説する．呼吸器疾患で利用する主要検査を表2-1に示す．肺機能は動脈血ガス分析と肺機能検査で評価する．感染症や腫瘍などに伴う肺の形態変化は胸部X線検査やCT検査で観察し，気管支鏡検査で精密検査を行う．呼吸器感染症の程度はCRPの上昇などで判断し，原因菌は喀痰の塗抹・培養や迅速検査で同定する．結核の場合は特有の検査がある．悪性腫瘍は細胞診・生検で確定診断するが，CEA（癌胎児性抗原）などの腫瘍マーカーも治療効果の判定などに有用である．

　循環器疾患で利用する主要検査を表2-2に示す．心臓のポンプ機能の評価には心臓超音波検査で駆出率を測定する．刺激伝導系の異常による不整脈は心電図で解析する．心腔の拡大や心筋の肥厚，弁膜の異常，先天性心疾患などの形態異常は心臓超音波検査が有用であり，心臓カテーテル検査で精密検査を行うこともある．冠動脈の狭窄や閉塞は心臓CT検査や心臓カテーテル検査で観察する．心筋梗塞では心電図の異常とともにCK（クレアチンキナーゼ）などの心筋酵素が上昇する．

　消化管疾患で利用する主要検査を表2-3に示す．消化管ガスの貯留状態は腹部単純X線

表2-1　呼吸器疾患で利用する主要な検査

肺の機能や状態をみる検査
ガス交換の評価　動脈血ガス分析
換気能の評価　肺機能検査

呼吸器疾病による形態変化をみる検査
胸部X線検査，CT検査，気管支鏡検査

感染症の程度や病原菌の同定
炎症マーカー（CRPなど），喀痰培養と塗抹，結核の検査

悪性腫瘍の診断や経過観察
喀痰細胞診，生検，腫瘍マーカー（CEA，SCC，NSE，CYFRAなど）

表2-2　循環器疾患で利用する主要な検査

心臓の機能や状態をみる検査
ポンプ機能の評価　心臓超音波検査
刺激伝導系の評価（不整脈の診断）　心電図検査

心臓疾病による形態変化をみる検査
心臓の観察　胸部X線検査，心臓超音波検査，心臓カテーテル検査
冠動脈　心臓CT検査，心臓カテーテル検査

心筋障害の検査
心電図検査，CK，AST，LDH

表2-3　消化管疾患で利用する主要な検査

消化管の機能や状態をみる検査
腸管ガスの評価　腹部単純X線検査
腸管出血の評価　便潜血反応

消化管疾病による形態変化をみる検査
上部・下部消化管造影検査，上部・下部消化管内視鏡検査

消化管に特有の感染症の検査
ピロリ菌検査

悪性腫瘍の診断や経過観察
生検，腫瘍マーカー（CEAなど）

表2-4　肝臓・胆嚢・膵臓疾患で利用する主要な検査

肝胆膵の機能や状態をみる検査
肝細胞の破壊　AST，ALT
胆汁のうっ滞　ALP，LAP，γ-GT，ビリルビン
肝臓の機能　ICG，PT，Alb，アンモニア
膵組織の破壊や膵液のうっ滞　アミラーゼ

肝胆膵疾病による形態変化をみる検査
腹部超音波検査，CT検査，MRI検査

肝炎の検査
肝炎ウイルス検査

悪性腫瘍の診断や経過観察
腫瘍マーカー（AFP，PIVKA-II，CA19-9）

表 2-5　代謝・内分泌疾患で利用する主要な検査

糖尿病の検査
血糖，75g 経口ブドウ糖負荷試験，HbA1c，尿中微量 Alb，眼底検査

脂質異常症の検査
コレステロール，トリグリセリド

痛風の検査
尿酸

内分泌疾患の検査
ホルモン検査，自己抗体，電解質検査

内分泌疾患による形態変化をみる検査
超音波検査，CT 検査

表 2-6　腎臓・泌尿器疾患で利用する主要な検査

腎臓・泌尿器の機能や状態をみる検査
尿中排泄の障害　BUN，クレアチニン，カリウム 糸球体濾過量を反映　クレアチニンクリアランス 糸球体のフィルター破壊　検尿（タンパク，潜血） 尿路の出血　検尿（潜血）

腎臓・泌尿器疾病による形態変化をみる検査
腹部超音波検査，CT 検査，膀胱鏡検査

悪性腫瘍の診断や経過観察
尿細胞診，生検，腫瘍マーカー（PSA）

検査で，出血の有無は便潜血反応で判定する．潰瘍や癌などの粘膜面の変化は上部・下部消化管の造影検査と内視鏡検査で観察する．悪性腫瘍の確定診断には内視鏡検査での生検が必要である．消化管感染症における炎症の程度の判定は呼吸器と同様であり，原因菌は便の培養や迅速検査で同定する．なお，消化管に特有のものとしてヘリコバクター・ピロリ菌の検査がある．

　肝臓・胆嚢・膵臓疾患で利用する主要検査を表2-4に示す．肝細胞の破壊ではAST（アスパラギン酸アミノトランスフェラーゼ）やALT（アラニンアミノトランスフェラーゼ）の上昇が，胆汁うっ滞ではALP（アルカリホスファターゼ）やγ-GTの上昇が前面にでる．肝臓の予備能はICG（インドシアニングリーン）で判定する．PT（プロトロンビン時間）やAlb（アルブミン）は肝臓のタンパク合成能を反映する．膵臓組織の破壊はアミラーゼの上昇をもたらす．肝胆膵疾患による形態変化は腹部超音波検査や腹部CT検査で観察する．MRIは膵管の描出に利用できる．ウイルス性肝炎の病態把握には肝炎ウイルス検査が不可欠である．肝臓癌や膵臓癌の診断や経過観察に腫瘍マーカーのAFPやCA19-9が有用である．

　代謝・内分泌疾患で利用する主要検査を表2-5に示す．糖尿病の診断には血糖，75g経口ブドウ糖負荷試験，HbA1cが利用される．HbA1cは長期のコントロール指標としても使用される．合併症の検査として，糖尿病腎症の早期発見には尿中微量アルブミンが有用であり，糖尿病網膜症の判定には眼底検査が不可欠である．脂質異常症の病態把握にはコレステロールとトリグリセリドを，痛風では尿酸を測定する．内分泌疾患の診断にはホルモン検査を行う．疾患によっては特徴的な自己抗体や電解質異常を認める．内分泌臓器の形態異常は超音波検査やCT検査で観察する．

　腎臓・泌尿器疾患で利用する主要検査を表2-6に示す．腎機能が低下すると尿中排泄障害によりBUN，クレアチニン，カリウムが上昇する．クレアチニンクリアランスは糸球体濾過量を反映し，腎不全の早期より低下する．検尿も腎臓・泌尿器疾患の診断で欠かすことのできない検査である．形態変化は超音波検査やCT検査で観察し，泌尿器疾患は膀胱鏡検査で精密検査を行う．尿路感染症における炎症の程度の判定は呼吸器と同様であり，

表 2-7　脳・神経疾患で利用する主要な検査

脳・神経の機能や状態をみる検査
脳波，筋電図，脳脊髄液検査
脳・神経疾病による形態変化をみる検査
頭部 CT 検査，MRI 検査
感染症の病原菌の同定
脳脊髄液検査

表 2-8　血液・免疫疾患で利用する主要な検査

造血機構の機能や状態をみる検査
血球検査，骨髄検査
凝固機構の機能や状態をみる検査
凝固線溶系検査（PT，APTT，FDP）
輸血で使用する検査
血液型，交差適合試験
膠原病の検査
自己抗体

原因菌は尿の沈渣や培養で同定する．悪性腫瘍は細胞診などで確定診断するが，前立腺癌の早期発見には腫瘍マーカーの PSA が有用である．

　脳・神経疾患で利用する主要検査を表2-7に示す．てんかんの診断には脳波を，一部の神経筋肉疾患の診断には筋電図を利用する．脳梗塞や脳出血の診断には頭部 CT 検査や MRI 検査が不可欠である．髄膜炎の病原菌の同定には脳脊髄液検査を行う．

　血液・免疫疾患で利用する主要検査を表2-8に示す．血球検査と骨髄検査は血液疾患の診断に不可欠である．凝固検査は凝固異常症だけでなく，肝機能検査やワルファリン投与量の調節などにも使用される．輸血療法のときには血液型検査と交差適合試験を行う．膠原病の診断には各種自己抗体の検査が重要である．

　このようにすべての分野において，疾患の診断や病態把握に臨床検査が重要な役割を果たしている．次ページからは各々の臨床検査について，臨床現場で医療スタッフに必要な内容を中心に，検査項目ごとに検査の意味やデータの読み方を解説する．

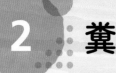

2 糞尿検査

1 尿検査

尿の定性検査

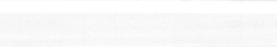

基準値 タンパク：陰性，潜血：陰性，糖：陰性，ケトン体：陰性，ウロビリノーゲン：±，ビリルビン：陰性，pH：4.5〜7.5

カルテの略語：タンパク **Prot**，潜血 **OB**，糖 **Sug** または **SG**

> 臨床現場で必要な**ポイント**
>
> あらゆる医療施設で毎日のように行われる検査である．診療所などでは看護師が検査を行うこともある（検査手技は p.4 を参照）．複数の項目を同時にチェックすることが可能であるが，日常診療で主に問題となる項目はタンパク，潜血，糖である．

尿定性検査の説明と異常値になる仕組み

健常者では血液中のタンパクは腎臓の糸球体のフィルターをほとんど通過しない．そのため尿中のタンパクは微量であり，試験紙で陽性となることはない．糸球体病変でフィルターが壊れた場合や，フィルターを通過する低分子の異常タンパクが産生された場合に，尿のタンパクが陽性となる（図2-2）．

赤血球も糸球体のフィルターを通過しないため，尿の潜血は陰性である．糸球体病変でフィルターが壊れた場合や，糸球体より下流の尿路で結石や腫瘍により出血した場合に，尿の潜血が陽性となる．潜血反応は赤血球自体ではなくヘムタンパクを検出しているため，糸球体のフィルターを通過するヘモグロビンやミオグロビンの過剰産生でも陽性となる．

血液中の糖は糸球体を通過するも，近位尿細管でほとんどが再吸収されるため，健常者の空腹時尿で糖は検出されない．尿細管で再吸収できる能力を超えて血糖が上昇した場合に，尿中に糖が出現する．一般に血糖が160〜180mg/dL以上の場合に尿糖が陽性となる．この閾値は個人差があり，血糖値が低くても（糖尿病でなくても）尿に糖が漏れ出ることを腎性糖尿と呼ぶ．

飢餓状態や糖尿病のコントロール不良で，エネルギー源として糖が活用されずに脂肪が分解されるとケトン体が産生され，尿中のケトン体が陽性となる．

疾患との関係

1. **糸球体病変**（糸球体腎炎など）：糸球体のフィルターが破壊されて，尿のタンパクと潜血が陽性となる．ネフローゼ症候群では大量のタンパク尿（1日3.5g以上）を認める．

2. **多発性骨髄腫，原発性マクログロブリン血症**：ベンス・ジョーンズタンパク（腫瘍細胞が産生する低分子の異常タンパク）が尿中に出現する．試験紙法で検出されにくいこと

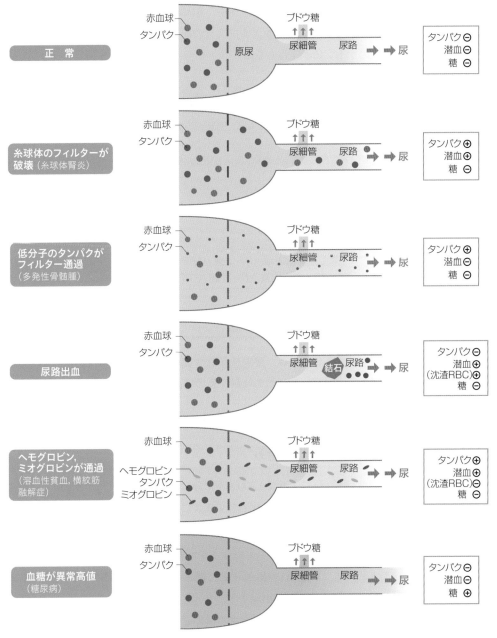

図2-2 尿定性検査が異常になる仕組み

もあり，煮沸法で特異な熱凝固を示す．

3. **尿路出血**（結石，腫瘍，炎症など）：尿路が傷ついて出血し，尿の潜血が陽性となる．肉眼的な血尿となることが多い．

4. **溶血性貧血**：溶血により産生されたヘモグロビンが尿中に出現する．ヘモグロビンに反応して潜血とタンパクが陽性となる．

5. **横紋筋融解症**：横紋筋融解により産生されたミオグロビンが尿中に出現する．ミオグロビンに反応して潜血とタンパクが陽性となる．

6. 糖尿病：血糖値の上昇に伴い尿糖が陽性となる．糖尿病腎症をきたせばタンパクが陽性となる．腎症の早期診断には尿中微量アルブミンの測定が有用である．ケトアシドーシスを起こせば尿中のケトン体が陽性となる．

* 健常者でも起立時（起立性タンパク尿），運動後，発熱時などに生理的タンパク尿を認めることがある．学校検尿では起立性タンパク尿を除外するために早朝尿での検査が推奨される．
* 細菌や精液の混入などでもタンパクや潜血が陽性となる．月経時の女性は月経血の混入があるため，尿の潜血は判定できない．
* 病的な意味のない微量な血尿（無症候性血尿）が持続する人もいる．タンパクや潜血が弱陽性の場合は，過去のデータとの比較や後日の再検査が大切となる．

尿沈渣

基準値 赤血球：0〜2個/HPF（高倍率視野），白血球：0〜2個/HPF，扁平上皮：0〜2個/HPF

カルテの略語：沈渣 **Sed**，赤血球 **RBC**，白血球 **WBC**

> ●●●● 臨床現場で必要な**ポイント**
>
> 臨床症状から腎泌尿器疾患を疑う場合や，尿定性検査で異常を認めた場合は，尿沈渣（尿中の細胞や結晶）を観察する．日常診療で最も経験するのは，沈渣で細菌と白血球増加を認めて尿路感染症と診断されるケースである．

● 尿沈渣の説明と異常値になる仕組み

　10 mLの尿をスピッツ（図2-3）に入れて1,500回転／分で5分遠心して，上清を捨てた後の沈殿物を尿沈渣と呼ぶ．尿沈渣の1滴をスライドグラスに垂らし，カバーグラスを乗せて顕微鏡で観察する．

　健常者の尿沈渣ではわずかな血球と扁平上皮などが観察されるのみである．種々の腎尿路疾患により，血球（赤血球，白血球）の増加，上皮細胞，尿細管で形成された円柱，尿成分の結晶，尿路に感染した微生物などが出現する．

　尿定性検査で潜血が陽性の場合，糸球体疾患や尿路結石では沈渣に赤血球を認めるが，溶血性貧血や横紋筋融解症では沈渣に赤血球は認めない．

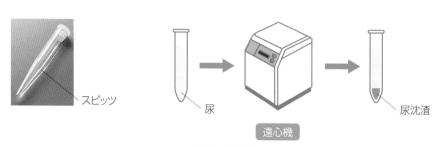

スピッツ

尿

遠心機

尿沈渣

図 2-3　尿沈渣

疾患との関係

1. **尿路感染症**：白血球増加と微生物（大腸菌が最も多い）の出現が特徴的である．

2. **糸球体病変**（糸球体腎炎など）：有棘状，小球状，コブ状など種々に変形した赤血球（変形赤血球）が出現する．赤血球円柱を認めることもある．

3. **尿路出血**（結石，腫瘍，炎症など）：一部の変形はあっても均一な赤血球（均一赤血球）が出現する．

4. **尿路腫瘍**（膀胱癌など）：癌細胞を認めることがある．

* 円柱の出現は腎実質障害（上皮円柱や顆粒円柱：尿細管病変，赤血球円柱：糸球体腎炎，白血球円柱：腎盂腎炎など）を強く示唆する．
* 移行上皮細胞の出現は尿路の炎症や腫瘍を疑う．

2 便検査

便潜血反応（免疫法）　基準値 陰性

カルテの略語：潜血 OB

> ┈┈ 臨床現場で必要なポイント ┈┈
>
> 大腸癌の集団検診として全国的に実施されている．2日連続で便を採取し，1回でも潜血が陽性であれば下部消化管内視鏡検査による精密検査を受けるように指導する．

便潜血の説明と異常値になる仕組み

ヒトヘモグロビンに対する抗体を用いるため，食物中の牛肉や豚肉の血液に反応することはない．便潜血が陽性の場合は大腸〜肛門からの出血が強く疑われる．上部消化管（食道，胃，十二指腸）からの出血では腸管を移動する過程でヘモグロビンが変性するために，少量の出血では便潜血は陽性になりにくい．

疾患との関係

1. **大腸癌**：進行癌の約80％が，早期癌の約50％が2日のうち少なくとも1回は便潜血が陽性になるといわれている．ただし，2日とも陰性であっても大腸癌の存在を否定するものではない．

2. **潰瘍性大腸炎，クローン病，痔核**：出血があれば便潜血が陽性となる．

* 腸疾患の確定診断には下部消化管内視鏡検査が必要である．

3 血液検査

1 血球検査

赤血球（RBC）

基準値 赤血球数：400〜550万/μL（男性），350〜500万/μL（女性），ヘモグロビン濃度：14〜18g/dL（男性），13〜16g/dL（女性），ヘマトクリット：40〜50％（男性），35〜45％（女性），平均赤血球容積（MCV）：80〜100fL，平均赤血球ヘモグロビン（MCH）：30〜35pg，平均赤血球ヘモグロビン濃度（MCHC）：30〜35g/dL，網状赤血球：0.2〜2％

カルテの略語：ヘモグロビン Hb，ヘマトクリット Ht，網状赤血球 Ret

臨床現場で必要なポイント

貧血の検査であり，ほとんどの診療科で毎日のように行われる．上記のようにさまざまな指標があるが，貧血の程度はヘモグロビンの濃度で評価すればよい．貧血の原因は平均赤血球容積（MCV）と網状赤血球の値から推測することができる．

赤血球の説明と異常値になる仕組み

赤血球中のヘモグロビンは酸素を全身に運搬している．一定量の血液に含まれる赤血球の数を表したものが赤血球数，ヘモグロビンの重量を表したものがヘモグロビン濃度，血液に対する赤血球の容積の割合を表したものがヘマトクリットである．一般に，ヘモグロビン濃度が男性13g/dL未満，女性12g/dL未満を貧血として取り扱う．

赤血球の起源である造血幹細胞の異常，赤血球の材料不足，赤血球の病的破壊など種々の原因により貧血は生じるが（表2-9），原因によって赤血球の大きさが変化する．したがって，赤血球の大きさの指標であるMCVの値をもとに分類（小球性貧血，正球性貧血，大球性貧血）することで，貧血の原因を推測することができる．また，網状赤血球数は骨髄での赤血球造血に併行して増減するため，この値も貧血の原因を推測するために大切である（図2-4，表2-10）．

表 2-9 **赤血球検査が異常になる仕組み**

原因（主要な疾患）	検査異常
赤血球の材料不足（鉄欠乏性貧血）	小球性貧血，血清鉄↓
造血幹細胞の異常（再生不良性貧血）	正球性貧血，網状赤血球↓，白血球減少，血小板減少
DNA合成障害（巨赤芽球性貧血）	大球性貧血，白血球減少，血小板減少，ビタミンB$_{12}$↓
赤血球の破壊亢進（溶血性貧血）	正球性貧血，網状赤血球↑，ビリルビン↑，LDH↑
造血細胞の腫瘍化（真性多血症）	多血症，白血球増加，血小板増加

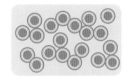
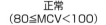

正常
(80≦MCV<100)

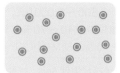

小球性貧血
(MCV<80)

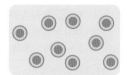

正球性貧血
(80≦MCV<100)

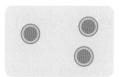

大球性貧血
(100≦MCV)

図 2-4　MCV 値による貧血の分類

表 2-10　MCV 値と網状赤血球数による原因疾患の推定

ヘモグロビン濃度	男性：13g/dL 未満，女性：12g/dL 未満　➡　貧血		
平均赤血球容積 （MCV）	80 未満（小球性貧血）	➡	鉄欠乏性貧血，サラセミア
	80 以上～100 未満（正球性貧血）	➡	再生不良性貧血，溶血性貧血
	100 以上（大球性貧血）	➡	巨赤芽球性貧血
網状赤血球数	増加　➡　溶血性貧血		
	減少　➡　再生不良性貧血		

疾患との関係

1. **鉄欠乏性貧血**：赤血球の材料である鉄の不足により，小球性貧血を呈する．血清鉄やフェリチンの低下を伴う．

2. **再生不良性貧血**：造血幹細胞の異常により，正球性貧血を呈する．骨髄での造血低下により網状赤血球数は減少する．造血幹細胞はすべての血球の起源であるため，白血球と血小板も減少（汎血球減少）する．

3. **溶血性貧血**：赤血球の病的破壊により，正球性貧血を呈する．反応性に造血は亢進するため網状赤血球数は増加する．間接ビリルビンやLDHの上昇を伴う．ハプトグロビンが消費されて低下する．

4. **巨赤芽球性貧血**：DNA 合成に必要なビタミン B_{12} の不足により，大球性貧血と汎血球減少を認める．

5. **多血症**：一般に，ヘモグロビン濃度が男性18g/dL以上，女性16g/dL以上を多血症として取り扱う．腫瘍性の真性多血症では白血球や血小板の増加を伴うことが多い．

＊ MCVなどの赤血球指標は，赤血球数，ヘモグロビン濃度，ヘマトクリットをもとに算出するが，最近の自動血球計数器では自動的に表示される．

＊ 赤血球は寿命が長いため，骨髄での産生がストップしてもすぐに高度な貧血になることはない．貧血が急速に進行している場合は大量出血や溶血発作の可能性が強い．

白血球（WBC）

基準値 白血球数：3,500～9,000/μL，白血球分画：桿状核好中球0～5％，分葉核好中球40～70％，好酸球1～5％，好塩基球0～1％，単球0～10％，リンパ球20～50％

カルテの略語：好中球 Neut，桿状核好中球 Stab，分葉核好中球 Seg，好酸球 Eo，好塩基球 Baso，単球 Mo，リンパ球 Lym

●●●●● 臨床現場で必要なポイント

白血球数の減少は重篤な感染症を引き起こすため，血液疾患や抗癌剤投与後などでは白血球数（とくに好中球数）の変動に十分な注意を払う必要がある．とくに好中球数が500/μL以下は危険域であり，無菌室管理など慎重な対応を行う．

● 白血球の説明と異常値になる仕組み

白血球は顆粒球（好中球，好酸球，好塩基球），リンパ球，単球からなり，感染防御機構に関与している．白血球分画は末梢血の塗抹標本（図2-5）を作製して顕微鏡でカウントするのが正式であるが，最近では分画の概略を表示できる自動血球計数器も多い．

白血球は感染に対する反応や，造血細胞の腫瘍化（白血病）により増加する（表2-11）．原因疾患によって増加する白血球分画が異なる．好中球は細菌感染や組織障害（心筋梗塞な

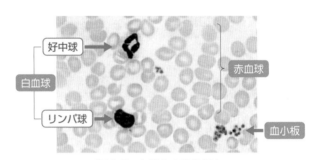

図 2-5　末梢血の塗抹標本

表 2-11　白血球検査が異常になる仕組み

原因（主要な疾患）	検査異常
感染に対する反応（細菌感染症）	好中球増加，CRP↑
組織障害に対する反応（心筋梗塞）	好中球増加，CK↑，AST↑，LDH↑
造血細胞の腫瘍化／分化能あり（慢性骨髄性白血病）	好中球増加
造血細胞の腫瘍化／分化能なし（急性白血病）	好中球減少（芽球↑），血小板減少
造血幹細胞の異常（再生不良性貧血）	好中球減少，正球性貧血，血小板減少
造血障害（抗癌剤投与）	好中球減少，血小板減少

表 2-12　白血球分画異常と原因疾患

好中球の増加	➡	細菌感染症，心筋梗塞，慢性骨髄性白血病
好中球の減少	➡	再生不良性貧血，抗癌剤投与後
＋芽球の出現	➡	急性白血病
好酸球の増加	➡	アレルギー疾患，寄生虫感染症
好塩基球の増加	➡	慢性骨髄性白血病
リンパ球の増加	➡	慢性リンパ性白血病
リンパ球の減少	➡	HIV感染症

ど) に対する反応および慢性骨髄性白血病などで増加する．好酸球はアレルギー疾患，好塩基球は慢性骨髄性白血病，リンパ球は慢性リンパ性白血病などで増加する (表2-12)．

好中球は末梢血中の寿命が約半日と短く，血液疾患や抗癌剤の影響などで骨髄での産生がストップするとすぐに著減して重篤な状態となる．

疾患との関係

1. **細菌感染**：白血球数が増加する．分画では好中球増加と核の左方移動 (桿状核好中球や後骨髄球の割合が増える) を認める．CRP (C反応性タンパク) の上昇を伴う．

2. **急性白血病**：白血球数は著増から減少まで症例によってさまざまである．分画では芽球 (白血病細胞) の出現と正常な好中球の減少を認める．血小板数の低下を伴う．

3. **慢性骨髄性白血病**：白血球数が増加する．分画では各成熟段階の好中球が増加し，好塩基球も増加する．

4. **慢性リンパ性白血病**：リンパ球が増加する．

5. **アレルギー疾患，寄生虫疾患**：好酸球が増加する．IgE増加を伴う．

6. **再生不良性貧血**：造血幹細胞の異常により，汎血球減少 (好中球減少，正球性貧血，血小板減少) を呈する．

7. **抗癌剤投与後**：投与数日後より好中球や血小板が急速に減少する．

8. **HIV感染症**：リンパ球 (CD4リンパ球) が減少する．

* 副腎皮質ステロイド薬の服用でも好中球が増加する．
* 伝染性単核球症では異型リンパ球が増加する．
* 日常診療の会話で白血球のことを「ワイセ」と呼ぶことが多い．ドイツ語から転じた隠語のようなもので，同様にヘモグロビンのことを「ハーベー」と呼んだりする．血球検査のことを「血計」，「血算」，「CBC」など，白血球分画のことは「アナリーゼ」，「スメア」などと呼ぶことも多い．

血小板 (PLT)　　基準値 15〜35万/μL

:::: 臨床現場で必要なポイント

あらゆる診療科で観血的な検査や手術の前には，血小板数を必ずチェックする．血小板数が減少しても5万/μL以上あれば，臨床的に問題となる出血を起こす可能性は低い．それ未満では要注意であり，とくに1万/μL未満は致死的な臓器出血をきたす危険域である．

血小板の説明と異常値になる仕組み

血小板は止血機構の最初のステップで重要な役割を演じている．出血部位に血小板が粘着・凝集して血小板血栓を形成する．末梢血中の血小板の寿命は1週間前後であり，病的

表 2-13　血小板検査が異常になる仕組み

原因（主要な疾患）	検査異常
血小板の破壊亢進（特発性血小板減少性紫斑病）	血小板減少
血小板の消費（播種性血管内凝固症候群）	血小板減少，PT・APTT 延長，フィブリノゲン↓，FDP↑
血小板の分布異常（肝硬変）	血小板減少
造血幹細胞の障害（再生不良性貧血）	血小板減少，正球性貧血，好中球減少
造血障害（抗癌剤投与，急性白血病）	血小板減少，好中球減少
造血細胞の腫瘍化（本態性血小板血症）	血小板増加

な破壊亢進や骨髄での産生がストップすると急速に減少する（表2-13）.

疾患との関係

1. **特発性血小板減少性紫斑病**：自己抗体によって血小板が破壊され，血小板数が減少する.

2. **播種性血管内凝固症候群**（DIC）：基礎疾患に伴う微小血栓の多発により，血小板が消費されて減少する. PT延長，フィブリノゲン減少，フィブリン/フィブリノゲン分解産物（FDP）の増加などを伴う.

3. **再生不良性貧血**：造血幹細胞の異常により，汎血球減少（血小板減少，正球性貧血，好中球減少）を呈する.

4. **抗癌剤投与後**：血小板や好中球の急速な減少を認める.

5. **急性白血病**：芽球の増加に伴う正常造血の抑制により，血小板数は減少する.

6. **肝硬変**：脾腫による血小板の脾臓内貯留などにより，血小板数は減少する.

7. **本態性血小板血症**：腫瘍性に血小板数が著増（60万/μL以上）する. ほかの慢性骨髄増殖性疾患（慢性骨髄性白血病，真性多血症）でも血小板数の増加を伴うことが多い.

＊ 採血管内の抗凝固薬EDTAの作用で血小板が凝集し，自動血球計数器で算定すると血小板数が実際より低くカウントされることがある（偽性血小板減少）. 血小板数が低いのに出血傾向を認めない場合は，ヘパリン加採血などで再検査をする必要がある.

2 凝固線溶系検査

プロトロンビン時間（PT），活性化部分トロンボプラスチン時間（APTT）

〔基準値〕PT：10〜12秒，PT（INR）：0.9〜1.1，PT（活性）：70〜130％，APTT：30〜40秒

∷∷∷ 臨床現場で必要な**ポイント**

日常診療で多く経験するのはPTの値でワルファリンの適切な投与量を判断するときである．それ以外に劇症肝炎や播種性血管内凝固症候群（DIC）の診断などに使用する．PT，APTTと略語で呼ぶのが一般的である．

● PT，APTT の説明と異常値になる仕組み

　生体の止血機構では，血小板血栓の形成に引き続き，血漿中の凝固因子が次々に活性化されてフィブリン血栓が形成される（図2-6）．この凝固因子の活性化には，血管内膜の傷害に伴って第Ⅷ・Ⅸ・Ⅺ・Ⅻ因子が下流の凝固因子を活性化する内因系と，血管外の組織因子（第Ⅲ因子）によって反応が始まり，第Ⅶ因子が関与する外因系がある．内因系凝固反応が低下するとAPTTが延長し，外因系凝固反応が低下するとPTが延長する（表2-14）．

　PTの延長の程度を表す方法には3種類あるので注意を要する．患者血漿に試薬を加えて試験管内で凝固するまでの実際の時間であるPT（秒）で表す方法，患者血漿のPT（秒）が標準となる血漿（国際的標準品）のPT（秒）の何倍に延長しているかを示す国際標準化比（INR）で表す方法，患者血漿のPT（秒）から推定した凝固反応の強さが標準血漿の何％にあたるかを示すPT活性で表す方法の3種類である．

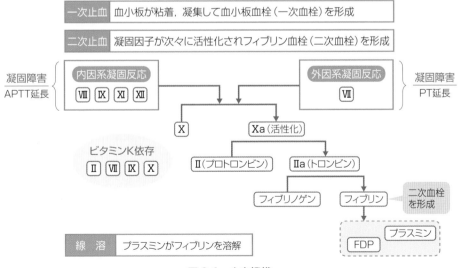

図2-6　**止血機構**

表 2-14　**PT，APTT が異常になる仕組み**

原因（主要な疾患）	検査異常
内因系凝固異常	
Ⅷ因子の遺伝的欠乏（血友病 A）	APTT 延長，Ⅷ因子活性↓
Ⅸ因子の遺伝的欠乏（血友病 B）	APTT 延長，Ⅸ因子活性↓
外因系凝固異常	
ビタミン K 依存性凝固因子の合成低下（ワルファリン，肝障害）	PT 延長
内因・外因系凝固異常	
凝固因子の消費（播種性血管内凝固症候群）	APTT・PT 延長，フィブリノゲン↓，FDP↑

表 2-15　**PT 延長の表現法**

	PT 延長の表現法	主な使用目的
PT（秒）	試験管内で患者の血漿に試薬を加えて凝固するまでの実際の時間（外因系凝固反応が低下するほど延長する）	出血傾向の診断や重症度の判定
INR	患者の PT が標準血漿の PT に比べて何倍に延長しているか？（外因系凝固反応が低下するほど上昇する）	ワルファリン投与量の指標 DIC の診断
PT 活性	患者の PT から推定した凝固反応の強さが標準の何％まで低下しているか？（外因系凝固反応が低下するほど低下する）	肝障害の重症度の指標

　一般的な出血傾向の鑑別診断や重症度の判定には PT（秒）を使用する．ワルファリンはビタミン K 依存性凝固因子（第Ⅱ・Ⅶ・Ⅸ・Ⅹ因子）の合成を抑制して抗凝固作用を発揮するため，至適投与量のモニターとして PT が利用されるが，この場合は INR を用いる．ワルファリンにより PT が延長するほど INR の値は大きくなる．播種性血管内凝固症候群（DIC）の診断基準でも INR を用いる．一方，肝機能障害により凝固因子の合成が低下するため，急性肝炎の重症度の判定にも PT が利用されるが，この場合は PT 活性を用いる．肝障害が重症であるほど PT 活性は低値となる（**表 2-15**）．

疾患との関係

1. 血友病：血友病 A はⅧ因子の欠乏，血友病 B はⅨ因子の欠乏であるため，どちらも APTT は延長するが PT は正常である．

2. 播種性血管内凝固症候群（DIC）：微小血栓の多発に伴う凝固因子の消費により，APTT と PT が延長する．血小板減少，フィブリノゲン減少，フィブリン／フィブリノゲン分解産物（FDP）の増加などを伴う．

3. ワルファリン投与：PT が延長する．たとえば，深部静脈血栓症の予防などでは INR 1.5〜2.5 を目標にワルファリンの投与量を調節する．

4. 重症肝障害：PT が延長する．PT 活性 40 ％以下を劇症肝炎と定義する．

フィブリン/フィブリノゲン 分解産物(FDP)

基準値 5.0 μg/mL 以下

・・・・・ 臨床現場で必要なポイント

播種性血管内凝固症候群 (DIC) の診断や治療効果の判定に重要な検査である. DIC はあらゆる診療科で起こり得る重篤な病態であるため, 医療スタッフは十分な知識を持つ必要がある. FDP と略語で呼ぶのが一般的である.

● FDP の説明と異常値になる仕組み

凝固反応の最終ステップで, フィブリノゲンからフィブリン血栓が形成される (図2-7). 止血が完了して不要になったフィブリンやフィブリノゲンはプラスミンにより分解される. この反応を線溶と呼び, 線溶の過程でつくられる産物がFDPである. DICなどで血栓が多発して線溶が亢進すれば, FDPは増加する.

● 疾患との関係

1. **播種性血管内凝固症候群** (DIC):全身に多発した微小血栓の分解に伴い, FDP は増加する. 高度 (40 μg/mL 以上) に増加することが多い. DIC は診断基準に基づいて診断する (表2-16).

2. **血栓疾患** (血栓性静脈炎, 肺梗塞, など):中等度 (10 ~ 40 μg/mL) に増加する.

3. **血栓溶解薬** (ウロキナーゼ, tPA) 投与時:投与量に応じて増加する.

＊ D-ダイマー (基準値1.0 μg/mL 以下) はFDPの一部分であり, フィブリン血栓の分解の指標となる. 播種性血管内凝固症候群などで線溶の亢進により増加する.

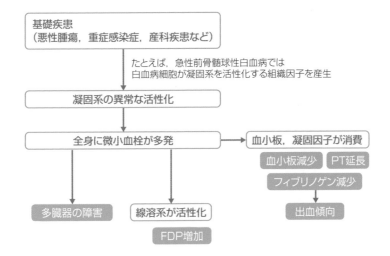

図 2-7　播種性血管内凝固症候群 (DIC) の病態

表 2-16　播種性血管内凝固症候群（DIC）の診断基準

	項　目	基本型		造血障害型		感染症型	
一般止血検査	血小板数（P） （×10⁴/μL）	12＜ 8＜　≦12 5＜　≦8 ≦5 24 時間以内に 30％以上の減少 （＊1）	0点 1点 2点 3点 ＋1点	—		12＜ 8＜　≦12 5＜　≦8 ≦5 24 時間以内に 30％以上の減少 （＊1）	0点 1点 2点 3点 ＋1点
	FDP （μg/mL）	＜10 10≦　＜20 20≦　＜40 40≦	0点 1点 2点 3点	＜10 10≦　＜20 20≦　＜40 40≦	0点 1点 2点 3点	＜10 10≦　＜20 20≦　＜40 40≦	0点 1点 2点 3点
	フィブリノゲン （mg/dL）	150＜ 100＜　≦150 ≦100	0点 1点 2点	150＜ 100＜　≦150 ≦100	0点 1点 2点	—	
	プロトロンビン 時間比	＜1.25 1.25≦　＜1.67 1.67≦	0点 1点 2点	＜1.25 1.25≦　＜1.67 1.67≦	0点 1点 2点	＜1.25 1.25≦　＜1.67 1.67≦	0点 1点 2点
分子マーカー	アンチトロンビン （％）	70＜ ≦70	0点 1点	70＜ ≦70	0点 1点	70＜ ≦70	0点 1点
	TAT，SF または F1＋2	基準範囲上限の 2倍未満 2倍以上	0点 1点	基準範囲上限の 2倍未満 2倍以上	0点 1点	基準範囲上限の 2倍未満 2倍以上	0点 1点
肝不全（＊2）		なし あり	0点 －3点	なし あり	0点 －3点	なし あり	0点 －3点
DIC 診断		6点以上		4点以上		5点以上	

- （＊1）：血小板数＞5万/μL では経時的低下条件を満たせば加点する（血小板数≦5万では加点しない）．血小板数の最高スコアは 3 点までとする．
- FDP を測定していない施設（D-ダイマーのみ測定の施設）では，D-ダイマー基準値上限 2 倍以上への上昇があれば 1 点を加える．ただし，FDP も測定して結果到着後に再評価することを原則とする．
- FDP または D- ダイマーが正常であれば，上記基準を満たした場合であっても DIC の可能性は低いと考えられる．
- プロトロンビン時間比：ISI が 1.0 に近ければ，INR でもよい（ただし DIC の診断に PT-INR の使用が推奨されるというエビデンスはない）．
- プロトロンビン時間比の上昇が，ビタミン K 欠乏症によると考えられる場合には，上記基準を満たした場合であっても DIC とは限らない．
- トロンビン - アンチトロンビン複合体（TAT），可溶性フィブリン（SF），プロトロンビンフラグメント 1 ＋ 2（F1 ＋ 2）：採血困難例やルート採血などでは偽高値で上昇することがあるため，FDP や D-ダイマーの上昇度に比較して，TAT や SF が著増している場合は再検する．即日の結果が間に合わない場合でも確認する．
- 手術直後は DIC の有無とは関係なく，TAT，SF，FDP，D- ダイマーの上昇，AT の低下など DIC 類似のマーカー変動がみられるため，慎重に判断する．
- （＊2）肝不全：ウイルス性，自己免疫性，薬物性，循環障害などが原因となり「正常肝ないし肝機能が正常と考えられる肝に肝障害が生じ，初発症状出現から 8 週以内に，高度の肝機能障害に基づいてプロトロンビン時間活性が 40％以下ないしは INR 値 1.5 以上を示すもの」（急性肝不全）および慢性肝不全「肝硬変の Child-Pugh 分類 B または C（7 点以上）」が相当する．
- DIC が強く疑われるが本診断基準を満たさない症例であっても，医師の判断による抗凝固療法を妨げるものではないが，繰り返しての評価を必要とする．

（日本血栓止血学会：DIC 診断基準 2017 年版．血栓止血誌，28（3）：384，2017 より改変）

その他の検査

フィブリノゲン　基準値 200〜400mg/dL

＊ 播種性血管内凝固症候群では凝固の亢進により，フィブリノゲンが消費されて減少する.
＊ 高度肝障害やL-アスパラギナーゼ投与では産生低下により減少する.

トロンビン・アンチトロンビンⅢ複合体（TAT）　基準値 3.0ng/mL以下

＊ 播種性血管内凝固症候群では凝固の亢進により増加する. 早期診断に有用である.

プラスミン・α_2-PI複合体（PIC）　基準値 0.8μg/mL以下

＊ 播種性血管内凝固症候群では線溶の亢進により増加する.

出血時間　基準値 5分以下

＊ 血小板血栓の形成に及ぼす因子（血小板数，血小板機能，血管壁）の作用を総合的に判断する検査である. 耳介に2mm程度の切傷をつくり，出血を30秒おきに濾紙で吸い取りながら止血するまでの時間を測定する. ベッドサイドで簡単に行えるが，手技によって結果のバラツキが大きい欠点がある. 血管の脆弱性の検査には，上腕にマンシェットをまいて皮下出血の程度を調べるルンペル・レーデ試験がある.

3　輸血関連検査

血液型

▱▱▱▱ 臨床現場で必要なポイント

血液型の不適合による輸血事故は絶対にあってはならない. 早急に輸血が必要な緊急事態でも，必ず患者の血液型を判定する. 患者本人や家族が血液型を間違って覚えていることもあり，本人たちの申告を鵜呑みにしてはならない.

● 血液型の説明

　血液型は赤血球の表面抗原の種類（型）を意味している. ABO式の表面抗原にはA抗原とB抗原の2種類がある. A型の人の赤血球膜上にはA抗原のみが，B型の人にはB抗原のみが，AB型の人にはA抗原とB抗原の両方が存在する. O型の人の赤血球膜上にはA抗原もB抗原も存在しない. A型の人の血清中には抗B抗体のみが，B型の血清中には抗A抗体のみが，O型の血清中には抗A抗体と抗B抗体の両方が存在する. AB型の血清中には抗A抗体も抗B抗体も存在しない.

　ABO式の血液型を判定するには，患者の赤血球膜上のA抗原とB抗原を調べる表試験と，患者の血清中の抗A抗体と抗B抗体を調べる裏試験がある. 表試験の例を図2-8に示す. この例では，患者の赤血球に抗A血清を添加すると凝集がみられるので，赤血球膜上にA抗

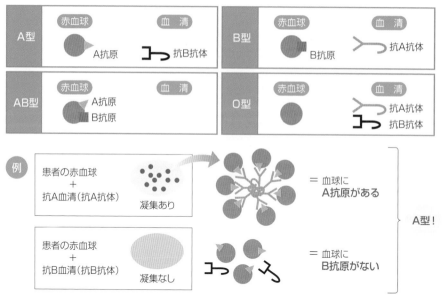

図 2-8　血液型の検査法（表試験）

原が存在することがわかる．一方，抗B血清を添加しても凝集がみられないので，B抗原は
存在していない．したがって，この患者はA型であると判定できる．

　一方，Rh式の血液型には主に5種類の抗原（D，C，c，E，e）があるが，臨床的には抗原
性の強いD抗原の有無によりRh（＋）とRh（－）に分類する．日本人でRh（－）は少なく，
人口の約0.5％である．

＊Rh（－）の女性がRh（＋）の胎児を妊娠するとRh式血液型不適合妊娠となる．妊娠後期や分娩時に胎児
　の血液（赤血球膜上にD抗原あり）が母体に流入すると，もともとD抗原を持っていない母体は異物とみ
　なしてD抗原に対する抗体を産生する．最初に産生されるIgM抗体は胎盤を通過しないので，第一子で問
　題となることは少ない．
　この状態でRh（＋）の第二子を妊娠した場合，胎児の血液の流入に対して母体の記憶リンパ球が反応して
　速やかに抗D抗体（IgG）を産生する．IgGは胎盤を通過するので，母体で産生された抗D抗体が胎児の体
　に入り，胎児の赤血球（D抗原あり）と抗原抗体反応を起こして溶血を起こす．溶血性貧血が高度になると
　胎児水腫などによる死亡の原因にもなる．
　この病態を予防するために，妊婦がRh（－）で夫がRh（＋）の場合は（胎児がRh（＋）の可能性があるの
　で），母体にRh式血液型のスクリーニング検査を行う．間接クームス試験が陽性（母体の血清中に抗D抗
　体が存在する）の場合は，抗D抗体の力価や胎児の状態をみて，母体の血漿交換や胎児輸血あるいは分娩
　誘導などの適切な処置を行う．

交差適合試験

赤血球輸血の際には必ず行う大切な検査である．輸血製剤が患者の体内で異常な反応を引き起こさないことを，輸血前に試験管内で確認する．交差適合試験で不合格であった製剤は使用してはならない．

交差適合試験の説明

　赤血球膜上にはABO式とRh式以外に約400種類の抗原が存在する．これらの抗原に対する抗体（不規則抗体）が患者の血清中に存在すれば，ABO式とRh式が合致した輸血製剤であっても生体内で過剰な反応が起こる可能性がある．そのため，輸血前には必ず交差適合試験を行う．輸血製剤の赤血球と患者の血清を試験管内で混入して凝集の有無を調べる主試験と，血液製剤の血清と患者の赤血球の凝集の有無を調べる副試験がある．交差適合試験で凝集を認めれば，その輸血製剤の使用は中止する（図2-9）．

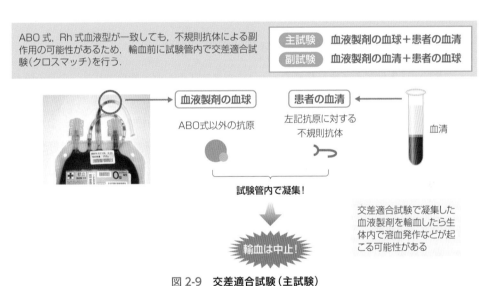

図 2-9　交差適合試験（主試験）

＊ 臨床現場では交差適合試験のことを「クロスマッチ」，「クロス」と呼ぶことが多い．
＊ 交差適合試験を行っても，患者血清中の不規則抗体の有無を完全にチェックできるわけではない．そのため，事前に不規則抗体の存在と種類をスクリーニングする方法がある．このスクリーニング検査で存在する不規則抗体の種類が同定できれば，輸血可能な（対応する不規則抗原を赤血球に有していない）輸血製剤を前もって選択することができる．また，スクリーニング検査で不規則抗体が存在しない患者には，緊急輸血の場合はABO型とRh（D）抗原型の合致のみで交差適合試験を省略することも可能である．

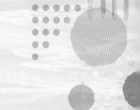

4 血液生化学検査

1 酵 素

アスパラギン酸アミノトランスフェラーゼ(AST)，アラニンアミノトランスフェラーゼ(ALT)

基準値 AST：10〜35 U/L，ALT：5〜30 U/L

┄┄┄┄ 臨床現場で必要なポイント ┄┄┄┄

代表的な肝機能検査であり，多くの診療科の日常診療で毎日のように耳にするはずである．通常，AST，ALTと略語で呼ぶ．一般にも広く知られており，採血のたびにAST・ALTの結果に一喜一憂する慢性肝疾患の患者も多い．しかし，AST・ALTの上昇度は肝臓疾患の進行度に必ずしも一致しない．また，肝臓疾患以外でも上昇することがある．以前はGOT・GPTと呼ばれていた．

● AST・ALT の説明と異常値になる仕組み

AST・ALTはアミノ酸転移酵素で，トランスアミナーゼと総称される．全身の臓器・組織の細胞に含まれており，細胞障害があると血液中に逸脱する．肝細胞には含有量が多く，肝臓が大きな臓器であるため，肝臓の障害があるとAST・ALTの血中濃度が敏感に上昇する．正確には肝臓の機能ではなく，肝細胞の障害をみる検査である．ASTは肝細胞以外に筋肉細胞，赤血球などに含有量が多く，心筋梗塞や溶血などでも上昇する．ALTは主として肝細胞に存在するため，ALTの上昇は肝障害に特異性が高い(表2-17)．

● 疾患との関係

1. **急性肝炎**：急性肝細胞壊死により500 U/L以上に高度上昇する．3,000 U/L以上では重症肝炎や劇症肝炎による広範囲の肝細胞壊死を考える必要がある．病初期はAST＞ALTであるが，回復期は半減期の長いALTが残存するのでAST＜ALTとなる．

2. **慢性肝炎**：100〜200 U/L前後の中等度上昇が持続する．慢性肝炎や脂肪肝ではAST＜ALTとなることが多い．

表 2-17　**AST，ALT が異常になる仕組み**

原因 (主要な疾患)	検査異常
肝細胞，筋肉細胞，赤血球の破壊による AST の逸脱 (肝炎，心筋梗塞，溶血性貧血)	AST 上昇
肝細胞の破壊による ALT の逸脱 (肝炎)	ALT 上昇

3. 肝硬変：AST＞ALTとなることが多い．病状が進行すると肝細胞の減少により，AST・ALTは逆に低下する傾向にある．

4. 心筋梗塞，筋肉疾患：心筋細胞，筋肉細胞の壊死によりASTが上昇する．

＊ ASTやALTが基準値より低い場合の病的意義はない．
＊ 筋肉由来（心筋梗塞，筋肉疾患，激しい運動）のAST上昇は，ほかの筋肉酵素（CKなど）の上昇を伴う．
＊ 採血後の試験管内溶血によりASTが上昇することがある．この場合は，LDHやカリウム濃度の上昇を伴う．

γグルタミルトランスフェラーゼ（γ-GT）

基準値 10〜50U/L（男性），10〜30U/L（女性）

○○○○○ 臨床現場で必要な**ポイント**

アルコールによる肝障害の指標として一般にも知られている．通常，ガンマGTと略語で呼ぶ．「今日のガンマはいくらでしたか」と医療スタッフに聞く飲酒家の患者も多い．アルコール性肝障害だけでなく，胆汁うっ滞をきたす疾患で上昇する．γ-GTPと呼ぶことも多いが，現在の正式な呼称はγ-GTである．

γ-GTの説明と異常値になる仕組み

γ-GTは腎臓に最も多く含まれ，膵臓，肝臓，脾臓などにも存在する．ASTやALTのように細胞障害で血液中に逸脱する酵素ではない．アルコールの多飲や薬剤の服用により，肝臓での産生が亢進して血中濃度が上昇する．胆汁うっ滞をきたす疾患でも，胆汁への排泄障害により血中濃度が上昇する（表2-18）．

疾患との関係

1. アルコール性肝障害：慢性的な飲酒による肝障害の程度に応じて上昇する．禁酒により低下するのが特徴的である．

2. 薬物性肝障害：抗痙攣薬，向精神薬，睡眠薬などが代表的であるが，そのほかにもさまざまな薬剤の連用による肝障害で上昇する．

3. 閉塞性黄疸，肝内胆汁うっ滞疾患（原発性胆汁性胆管炎など）：ほかの胆道系酵素

表2-18　γ-GTが異常になる仕組み

原因（主要な疾患）	検査異常
肝臓におけるγ-GTの産生亢進（アルコール性肝障害，薬物性肝障害）	γ-GT上昇
γ-GTの胆汁への排泄障害（閉塞性黄疸，原発性胆汁性胆管炎）	γ-GT上昇

（ALP，LAP）の上昇や黄疸を伴うことが多い．

4. **ウイルス性肝炎**：AST・ALTのように急性肝炎で著増することはなく，慢性肝炎や肝硬変でも上昇は比較的軽度である．

> ＊ 肝臓疾患でも肝細胞障害が主体（ウイルス性肝炎など）の場合はAST・ALTの上昇が，胆汁うっ滞が主体（原発性胆汁性胆管炎など）の場合は胆道系酵素（γ-GT，ALP，LAP）の上昇が前面にでる．

アルカリホスファターゼ（ALP）

基準値 100〜350 U/L

臨床現場で必要なポイント

胆汁うっ滞で上昇する胆道系酵素の代表格である．ただし，骨病変などでもALPは上昇するので注意を要する．原因疾患の推定にはアイソザイムの測定が有用である．通常，ALPと略語で呼ぶ．

● ALP の説明と異常値になる仕組み

　ALPは肝臓，胆管系，骨，胎盤，小腸などに含まれている酵素であるが，構造が異なるアイソザイムが存在する（表2-19）．健康成人の血清には肝臓に由来するALP2と骨に由来するALP3が出現し，ALP2が大部分を占める．成長期の小児ではALP3の割合が増加する．疾患によって上昇するアイソザイムの種類が異なる．肝胆道疾患では肝細胞での産生亢進や胆汁への排泄障害によりALP2（＋ALP1）の血中濃度が上昇する．骨新生を伴う疾患では骨芽細胞の活動を反映してALP3の血中濃度が上昇する（表2-20）．

● 疾患との関係

1. **閉塞性黄疸，肝内胆汁うっ滞疾患**（原発性胆汁性胆管炎など）：アイソザイムではALP1（＋ALP2）を中心に上昇する．ほかの胆道系酵素（γ-GT，LAP）の上昇や黄疸を伴うことが多い．

表 2-19　**ALP アイソザイムの臨床的意義**

アイソザイムの上昇	主な疾患
ALP1	閉塞性黄疸
ALP2	大部分の肝胆道疾患
ALP3	転移性骨腫瘍
ALP4	生殖器腫瘍，妊娠後期
ALP5	肝硬変
ALP6	潰瘍性大腸炎

表 2-20　**ALP が異常になる仕組み**

原因（主要な疾患）	検査異常
ALPの胆汁への排泄障害（閉塞性黄疸，原発性胆汁性胆管炎）	ALP（ALP1，2）上昇
肝臓におけるALPの産生亢進（肝炎）	ALP（ALP2，1）上昇
骨芽細胞の活動を反映（副甲状腺機能亢進，前立腺癌の骨転移）	ALP（ALP3）上昇
生殖器の腫瘍細胞によるALPの産生（セミノーマ）	ALP（ALP4）上昇

2. ウイルス性肝炎など大多数の肝臓疾患：ALP2（＋ALP1）を中心に上昇する．

3. 骨新生を伴う転移性骨腫瘍（前立腺癌からの骨転移など），副甲状腺機能亢進症：ALP3を中心に上昇する．骨破壊が主体の転移では上昇は軽度である．

4. 甲状腺機能亢進症：ALP3（＋ALP2）を中心に上昇する．

5. 生殖器腫瘍（セミノーマ）：ALP4を中心に上昇する．

＊ 臨床現場ではアルカリホスファターゼを略して「アルホス」と呼ぶことも多い．

乳酸脱水素酵素（LD，LDH） 基準値 120～220U/L

💠💠💠 臨床現場で必要な**ポイント**

LDはさまざまな臓器の障害や悪性腫瘍で上昇するため，「何か疾患が隠れていないか？」というスクリーニングとして臨床的意義が高い．LDが異常高値の場合は重篤な疾患が隠れている可能性が高い．原因疾患の推定にはほかの酵素（AST，CKなど）の上昇の有無や，アイソザイムの測定が有用である．LDと略語で呼ぶことが一般的であり，LDHと呼ぶこともある．

● LD の説明と異常値になる仕組み

LDは肝臓，心臓，肺，筋肉，赤血球など体内の臓器に広く存在する．さまざまな臓器の細胞障害により血液中に逸脱して血中濃度が上昇する．悪性腫瘍では腫瘍細胞がLDを産生して血中濃度が上昇することもある（**表2-21**）．構造が異なるアイソザイムが存在し，健康成人の血清にはLD1 20～30％，LD2 30～40％，LD3 20～25％，LD4 5～10％，LD5 5～10％の割合で出現する．疾患によって上昇するアイソザイムの種類が異なる（**表2-22**）．

表 2-21　**LD が異常になる仕組み**

原因（主要な疾患）	検査異常
肝細胞，筋肉細胞，赤血球の破壊によるLDの逸脱 （肝炎，心筋梗塞，溶血性貧血）	LD上昇
腫瘍細胞によるLDの産生 （悪性リンパ腫，白血病，消化器癌）	LD上昇

表 2-22　**LD アイソザイムの臨床的意義**

アイソザイムの上昇	主な疾患
LD1，LD2	心筋梗塞，溶血性貧血，腎梗塞
LD2，LD3	リンパ腫，白血病，肺梗塞，筋炎，悪性腫瘍
LD3，LD4，LD5	悪性腫瘍（転移癌）
LD5	肝臓疾患

疾患との関係

1. **急性心筋梗塞**：発症後12〜24時間で上昇を始めて，30〜60時間でピークとなる．AST，CKの上昇より遅れる（p.42 図2-10参照）．アイソザイムではLD1とLD2を中心に上昇する．

2. **溶血性疾患**（自己免疫性溶血性貧血，悪性貧血など）：LD1とLD2を中心に上昇する．間接ビリルビンの上昇，網状赤血球の増加，ハプトグロビンの低下などを伴う．

3. **筋肉疾患**（多発性筋炎など）：LD2とLD3を中心に上昇する．ほかの筋肉酵素（CK，アルドラーゼなど）の上昇を伴う．

4. **悪性リンパ腫，白血病**：LD2とLD3を中心に上昇する．悪性リンパ腫では経過観察や治療効果の判定にも参考になる．

5. **肺梗塞**：LD2とLD3を中心に上昇する．心筋梗塞と異なりASTが上昇することは少ない．

6. **肝臓疾患**：LD5を中心に上昇する．AST・ALTに比較して上昇は軽度のことが多い．

7. **悪性腫瘍**：消化器や生殖器などさまざまな臓器の悪性腫瘍で増加する．

* LD/AST比が診断の参考になる場合がある．10以上は溶血性疾患，悪性リンパ腫，悪性腫瘍など，10未満は肝臓疾患の可能性が高いが，あくまでも目安の一つである．
* 伝染性単核球症ではAST・ALTよりLDHの上昇が顕著なことが多い．
* 採血後の試験管内溶血によりLDが上昇することがある．この場合は，ASTやカリウム濃度の上昇を伴う．

アミラーゼ　基準値 40〜130U/L

臨床現場で必要なポイント

膵臓疾患を診断するうえで最も重要な検査項目である．上腹部の激痛とアミラーゼの上昇があれば急性膵炎を疑うべきである．

アミラーゼの説明と異常値になる仕組み

アミラーゼは糖質を分解する消化酵素であり，血清中のアミラーゼは膵臓と唾液腺に由来する2種類のアイソザイムがある．健康成人の血清では膵臓型アイソザイム30〜60％，唾液型アイソザイム40〜70％の割合である．急性膵炎などで膵組織が破壊されるとアミラーゼは血液中へ逸脱し，膵臓型の血中濃度が上昇する．膵石や膵臓癌で膵液がうっ滞しても，膵液中のアミラーゼが血液中に溢れ出て濃度が上昇する．一方，唾液腺の破壊や唾液のうっ滞でもアミラーゼが上昇するが，この場合のアイソザイムは唾液型である．肺癌などでアミラーゼの異所性産生により血中濃度が上昇することもある（表2-23）．

表 2-23　アミラーゼが異常になる仕組み

原因（主要な疾患）	検査異常
膵組織の破壊によるアミラーゼの逸脱 （急性膵炎）	アミラーゼ（膵臓型）上昇
アミラーゼの膵液への排泄障害 （膵石，膵臓癌）	アミラーゼ（膵臓型）上昇
唾液腺の破壊や唾液への排泄障害 （唾石，耳下腺炎）	アミラーゼ（唾液型）上昇
アミラーゼの尿中への排泄障害 （腎不全）	アミラーゼ上昇
腫瘍細胞によるアミラーゼの産生 （肺癌）	アミラーゼ上昇

疾患との関係

1. **急性膵炎，慢性膵炎の急性増悪**：膵臓型アミラーゼが発症後2〜12時間で上昇を始めて，12〜72時間でピークとなる．アミラーゼの上昇度と膵炎の重症度は一致しない．ほかの膵酵素（リパーゼ，エラスターゼ I など）の上昇を伴う．アミラーゼは半減期が短いため，発作後は数日で正常化する．

2. **膵臓癌，膵石，総胆管結石**：膵液のうっ滞により膵臓型アミラーゼが持続的に上昇する．

3. **慢性膵炎**：膵組織の荒廃によりアミラーゼがしだいに低下することがある．

4. **腎不全**：尿中排泄の障害によりアミラーゼが上昇する．この場合，尿中アミラーゼ（基準値：700 U/L 以下）は上昇しないことが特徴である．

5. **耳下腺炎，唾石**：唾液型アイソザイムのアミラーゼが上昇する．

6. **肺癌，卵巣癌**：腫瘍細胞がアミラーゼを産生して，血中濃度が上昇する症例がある．

＊ アミラーゼが免疫グロブリンと複合体を形成するマクロアミラーゼ血症でもアミラーゼが上昇する．この場合はアイソザイムで異常バンドが出現し，尿中アミラーゼは上昇しない．

クレアチンキナーゼ（CK，CPK）
基準値 60〜250 U/L（男性），50〜170 U/L（女性）

> ••••• 臨床現場で必要な**ポイント** ──
>
> 筋肉酵素の代表格であり，心筋梗塞や筋肉疾患の診断には欠かせない検査項目である．CK が異常高値の場合は重篤な疾患が隠れている可能性が高い．通常，CK あるいは CPK と略語で呼ぶ．

CK の説明と異常値になる仕組み

CK は骨格筋，心筋，平滑筋，脳に存在するため，それら臓器の細胞障害により血液中に

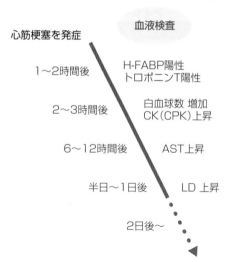

図 2-10　心筋梗塞の経過時間と検査値異常

逸脱する．CKにはMとBのサブユニットからなる2量体で，CK-MM（骨格筋型），CK-MB（心筋型），CK-BB（脳型）の3種類のアイソザイムが存在する．健康成人の血清では，ほとんどがCK-MMである．

疾患との関係

1. **急性心筋梗塞**：発症後2～4時間でCK-MBが上昇を始め，24時間前後でピークとなる．CKの上昇度は梗塞範囲の大きさを反映する．白血球数，AST，LDHなどの上昇を伴う．それぞれ上昇するタイミングが異なるため，血液検査から発症後の経過時間を推測することが可能である（図2-10）．

2. **筋肉疾患**（筋ジストロフィー，横紋筋融解症など）：CK-MMが上昇する．

3. **甲状腺機能低下症**：二次性ミオパチーによりCK-MMが上昇することがある．

4. **脳血管疾患**：CK-BBが上昇する．

＊ 採血前の運動や筋肉注射によりCK-MMが上昇することがある．

＊ スタチン系の脂質異常症治療薬の投与開始後は横紋筋融解症を起こすことがあるため，CKの測定による経過観察が必要である．

その他の検査

ロイシンアミノペプチダーゼ（LAP）　基準値 35～75U/L

＊ 胆道系酵素の一つである．ALP，γ-GTと同様に胆汁うっ滞疾患にて上昇する．

コリンエステラーゼ（ChE）　基準値 200～450U/L（酵素法）

＊ 肝臓で合成されるタンパクであり，肝硬変や低栄養などで血中濃度が低下する．脂肪肝では上昇することが多い．

2 血清タンパク

総タンパク (TP),	**基準値** TP：6.5〜8.0g/dL，アルブミン：4.0〜5.0g/dL（総タンパクの60〜70%），α₁グロブリン：2〜3%，α₂グロブリン：5〜10%，βグロブリン：7〜10%，γグロブリン：10〜20%
タンパク分画	

カルテの略語：総タンパク **T-Prot**，アルブミン **Alb**，グロブリン **γ-glb**

臨床現場で必要な**ポイント**

日常診療で主に問題となるのは，アルブミンの低下による低タンパク血症である．肝臓のタンパク合成能や栄養状態を反映する検査として重要視される．浮腫の原因検索でもポイントになる検査である（図2-11）．

血清タンパクの説明と異常値になる仕組み

血清中にはアルブミン，免疫グロブリン，リポタンパク，補体など多数のタンパク成分が含まれており，電気泳動法にてアルブミン，α₁グロブリン，α₂グロブリン，βグロブリン，γグロブリンの5分画に分けられる（図2-12）．

低タンパク血症のほとんどはアルブミンの低下に起因する．肝障害では肝臓でのアルブミン合成の障害，低栄養ではタンパク摂取量の不足により血液中のアルブミンが低下する．ネフローゼ症候群では尿中へ，タンパク漏出性胃腸病では便中へアルブミンが異常に排泄

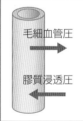

毛細血管圧　毛細血管圧が血管内の水分を組織間に押し出す
　　　　　　＊毛細血管圧が上昇すれば浮腫を生じる

膠質浸透圧　血漿の膠質浸透圧は組織間の水分を血管内に引き入れる
　　　　　　＊血漿の膠質浸透圧が低下すれば浮腫を生じる

・正常では水分を外に押し出す力が，わずかに上回る
・組織間液はリンパ管に吸収される

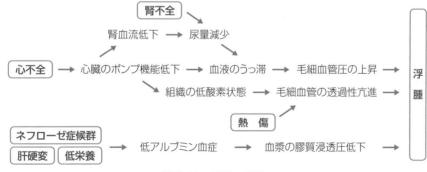

図 2-11　浮腫の原因

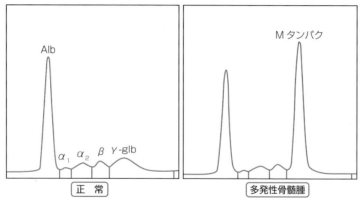

図 2-12　**血清タンパクの電気泳動**

表 2-24　**タンパク・免疫グロブリンが異常になる仕組み**

原因（主要な疾患）	検査異常
肝障害や材料不足によるアルブミンの産生低下 （肝硬変，低栄養）	総タンパクの低下，アルブミンの低下
アルブミンの体外排泄 （ネフローゼ症候群，タンパク漏出性胃腸病）	総タンパクの低下，アルブミンの低下
腫瘍細胞による免疫グロブリンの産生 （多発性骨髄腫，原発性マクログロブリン血症）	総タンパクの上昇，γグロブリンの上昇（Mタンパク），単クローン性の免疫グロブリンの上昇
免疫の活性化による免疫グロブリンの産生 （慢性炎症，膠原病）	γグロブリンの上昇，多クローン性の免疫グロブリンの上昇

されるため，血液中のアルブミンが低下する．アルブミンが低下すると膠質浸透圧が低下して浮腫を引き起こす．

　一方，多発性骨髄腫やマクログロブリン血症では，腫瘍性の γ グロブリンが産生されて高 γ グロブリン血症となり総タンパクも増加する（表 2-24）．

疾患との関係

1. **重症肝炎，肝硬変**：アルブミンの低下による低タンパク血症となる．浮腫や腹水を引き起こす．凝固因子も低下するためプロトロンビン時間が異常となる．

2. **低栄養**：アルブミンの低下による低タンパク血症となる．プロトロンビン時間は正常のことが多い．

3. **ネフローゼ症候群**：高度の低アルブミン血症（3.0 g/dL 以下）と同時に，タンパク尿（3.5 g/日）や高コレステロール血症（250 mg/dL 以上）を認める（表 2-25）．

4. **多発性骨髄腫，マクログロブリン血症**：腫瘍性の γ グロブリンの増加により高タンパク血症となる．電気泳動で急峻なピーク（Mタンパク）として検出される（図 2-12）．過粘稠度症候群による赤血球の連銭形成や眼底変化を認めることがある．

表 2-25　ネフローゼ症候群の診断基準

①タンパク尿　一日に 3.5g 以上
②低タンパク血症　総タンパク 6.0g/dL 以下 　　　　　　　　　　アルブミン 3.0g/dL 以下
③高コレステロール血症 T-Cho 250mg/dL 以上
④浮　腫

①, ②：診断に必須

5. **膠原病，慢性炎症，肝硬変**：免疫の活性化に伴い γ グロブリンの増加を認めるが，総タンパクの増加まで引き起こすことはない．電気泳動でも急峻なピークにはならない．

* 脱水によって相対的に高タンパク血症を呈することがある．
* A/G 比（基準値：1.3～2.0）はアルブミンとグロブリンの濃度比であり，肝硬変ではアルブミンが低下して γ グロブリンが増加するため A/G 比が低下する．

免疫グロブリン（Ig）

基準値 IgG：800～1,700mg/dL，IgA：100～400mg/dL，IgM：30～200mg/dL

・・・・・ 臨床現場で必要な**ポイント** ―――

多発性骨髄腫，IgA 腎症，原発性胆汁性胆管炎など比較的まれな疾患の診断に必要である．通常は IgG，IgA，IgM の 3 種類を測定する．IgE はアレルギー疾患と関係が深いため別項で解説する．

免疫グロブリンの説明と異常値になる仕組み

　免疫グロブリンは形質細胞から産生され，抗体として機能して液性免疫に関与している．IgG，IgA，IgM，IgD，IgE の 5 種類があり，血清では γ グロブリンの大部分を占める．慢性感染症や自己免疫疾患では，慢性的な抗原刺激に対して多クローン性（さまざまな抗原に対する多種類の抗体）の免疫グロブリンが上昇する．多発性骨髄腫や原発性マクログロブリン血症では，1 つの形質細胞が腫瘍化するため，単クローン性（1 種類の抗体）の免疫グロブリンが上昇する．免疫不全症候群では免疫グロブリンの減少あるいは欠損を認める．

疾患との関係

1. **慢性感染症**（結核など），**自己免疫疾患**（膠原病など），**慢性肝疾患**：多クローン性に免疫グロブリンが産生される．複数種類の免疫グロブリンが同時に上昇することが多い．ただし，IgA 腎症では IgA，原発性胆汁性胆管炎では IgM の上昇が特徴的である．

2. **多発性骨髄腫**：単クローン性に免疫グロブリンが産生されるため，1 種類の免疫グロブリン（IgG が多い）が著明に上昇してほかの種類は低下する．血清タンパクの免疫電気泳

動ではMタンパクとして検出される.

3. **原発性マクログロブリン血症**：IgMが著明に上昇する．ほかの免疫グロブリンの低下は目立たないことが多い．血清タンパクの免疫電気泳動ではMタンパクとして検出される．

4. **免疫不全症候群**：疾患により全般的または特定の免疫グロブリンが減少または欠損する．

3　窒素化合物

血中尿素窒素（BUN）　　基準値 8〜20mg/dL

◦◦◦◦◦ 臨床現場で必要な**ポイント**

腎機能検査であるが，腎臓以外の影響も受けるので注意を要する．

尿素窒素の説明と異常値になる仕組み

　尿素はタンパクの最終的な代謝産物の一つであり，肝臓で合成されて腎臓から尿中に排泄される．腎機能が低下すると尿素の排泄が障害されて，血中濃度が上昇する．消化管出血では腸管内の血液のタンパクが，火傷などによる異化亢進では組織で分解されたタンパクが，高タンパク食では食物中のタンパクが，尿素の材料となるために血中濃度が上昇する．脱水では尿細管での（水の再吸収に伴う）尿素の再吸収の亢進などにより血中濃度が上昇する．重症の肝不全では尿素の合成力が低下するため血中濃度が低下する（表2-26）．

　検査では血液中の尿素の量を尿素に含まれる窒素の量で示すために血中尿素窒素（BUN）と表現するが，現在はほぼ血清検体で測定されるため尿素窒素（UN）または血清尿素窒素（SUN）と呼ばれることも多い（本書ではBUNで統一）．

疾患との関係

1. **腎不全**：糸球体濾過量が正常の30％以下になるとBUNが急速に上昇する．クレアチニ

表2-26　BUN，クレアチニンが異常になる仕組み

原因（主要な疾患）	検査異常
糸球体濾過量の低下による尿中排泄の障害 （腎不全）	BUN上昇， クレアチニン上昇
尿細管での再吸収の亢進 （脱水）	BUN上昇
タンパク増加による尿素産生量の亢進 （消化管出血，火傷，高タンパク食）	BUN上昇
尿素の代謝の障害 （肝障害）	BUN低下

ンも上昇する.

2. **消化管出血，異化亢進**（火傷，甲状腺機能亢進，副腎皮質ステロイド薬の服用）：BUN は上昇するが，（腎障害を伴わない限り）クレアチニンは上昇しない.

3. **脱水**：BUN は上昇する．腎血流の低下などでクレアチニンも上昇するが，BUN に比較すると軽度である．BUN/ クレアチニンの比が20を超えることが多い.

4. **重症肝不全**：BUN は低下するが，臨床的意義は乏しい.

クレアチニン（Cr）　　基準値 0.5〜1.0 mg/dL（男性），0.4〜0.8 mg/dL（女性）

⦙⦙⦙⦙ 臨床現場で必要なポイント

代表的な腎機能検査である．BUN に比べて腎臓以外の影響が少ないため，腎機能の指標として優れている．クレアチニンの急激な上昇は急性腎不全を示しており，臨床的に緊急性が高い．慢性腎不全患者の透析導入の目安としても使用する.

● クレアチニンの説明と異常値になる仕組み

　クレアチニンは筋肉に存在するクレアチンの代謝産物であり，腎臓から尿中に排泄される．腎糸球体で大部分が濾過され，尿細管での再吸収や分泌がほとんどないために，クレアチニンの血中濃度は糸球体の濾過能力を反映する．腎機能（糸球体濾過率）が低下すると，クレアチニンの排泄が障害されて，血中濃度が上昇する（表2-26）.

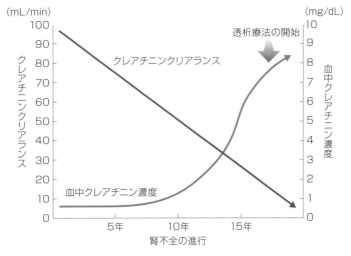

図 2-13　**腎不全の進行と検査異常**

疾患との関係

1. 急性腎不全：クレアチニンが一日に 0.5 mg/dL 以上の急激な上昇を認める．高カリウム血症を伴う．

2. 慢性腎不全：病初期はクレアチニンの値は正常である．腎障害の進行とともにしだいに上昇し，第Ⅲ期となって糸球体濾過量が 30 ％以下になると一気に上昇する（図 2-13）．クレアチニンが 8 mg/dL 以上となると透析療法を考慮する必要がある．

3. 筋肉量の増加（先端巨大症など）：軽度上昇することがある．

＊ クレアチニンの産生量は体の筋肉量に相関するので，小柄な人は（腎機能の低下に比較して）クレアチニンの上昇が軽度である可能性もある．

クレアチニンクリアランス（Ccr）
基準値 80 〜 140 mL/ 分

:::: 臨床現場で必要な**ポイント**

クレアチニンクリアランスは糸球体濾過量（GFR：腎臓が 1 分間に濾過できる血液量）を反映するため，腎臓のネフロンの働きを総合的に評価するのに最適な腎機能検査である．BUN やクレアチニンと異なり，慢性腎不全の病初期より異常値を示す（図 2-13）．腎障害の進行と併行してデータが悪化するため，透析療法導入の目安としても重要である．

クレアチニンクリアランスの説明と異常値になる仕組み

血液中のクレアチニンは糸球体で大部分が濾過され，尿細管での再吸収や分泌がほとんどないため，クレアチニンクリアランスは糸球体濾過量の近似値となる．

$$クレアチニンクリアランス = \frac{尿中クレアチニン濃度 \times 1 分間の尿量}{血中クレアチニン濃度}$$

血中クレアチニン濃度は筋肉量が多いと上昇するため，上記の式に（1.48/ 体表面積）を掛けて筋肉量による誤差を補正する場合がある．

また，上記の式で 1 分間の尿量は一日尿量を 1,440 分（60 分 × 24）で割って求めるため，一日蓄尿が必要となる．そこで，血中クレアチニン濃度のみを使用した下記のような簡易法もあるが，あくまでも目安である．女性は下記の式に 0.85 を掛ける．

$$クレアチニンクリアランス（簡易法） = \frac{（140 - 年齢）\times 体重}{72 \times 血中クレアチニン濃度}$$

腎機能（腎臓のネフロンの機能）障害の進行とともに，糸球体濾過量（腎臓が濾過できる

表 2-27　慢性腎不全の病期分類

	第Ⅰ期 (予備力低下期)	第Ⅱ期 (代償期)	第Ⅲ期 (非代償期)	第Ⅳ期 (尿毒症期)
尿　量	正常	多尿	減少	乏尿
クレアチニンクリアランス(mL/分)	50〜80	30〜50	10〜30	10以下
血中クレアチニン(mg/dL)	2未満	2〜5	5〜8	8以上
症状/検査	正常	ほぼ正常	電解質異常 (K↑, P↑, Ca↓) アシドーシス貧血, 高血圧	全身症状 (尿毒症)
治　療	食事療法が主体		透析療法を考慮	

血液量)が減少するため,クレアチニンクリアランスは直線的に低下する.

疾患との関係

1. **慢性腎不全**:第Ⅰ期からクレアチニンクリアランス(糸球体濾過量)は50〜80mL/分に低下するが,クレアチニンの上昇は軽微である.第Ⅱ期でクレアチニンクリアランスは30〜50mL/分とさらに低下し,クレアチニンが上昇を始める.第Ⅲ期になるとクレアチニンクリアランスは10〜30mL/分となり,クレアチニンの値は一気に高値となる.電解質異常やアシドーシスを呈するようになる.第Ⅳ期は尿毒症期であり,クレアチニンクリアランスが10mL/分以下で透析療法の適応となる(表2-27).

尿酸(UA)

基準値 3.5〜7.0 mg/dL(男性),2.5〜6.0 mg/dL(女性)

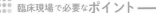

臨床現場で必要な**ポイント**

日常診療では痛風の検査と考えればよいが,緊急性が高いのは悪性腫瘍の化学療法による腫瘍崩壊症候群のときである.

尿酸の説明と異常値になる仕組み

尿酸は核酸(DNA,RNA)を構成するプリン体の代謝産物であり,主に尿中に排泄される.腎機能が低下すると排泄が障害されて血中濃度が上昇する.プリン体を多く含む食事の過剰摂取,飲酒,肥満などにより尿酸の産生が亢進して血中濃度が上昇する.急性白血病などの悪性腫瘍に対する化学療法後は大量の腫瘍細胞の崩壊(腫瘍崩壊症候群)によりプリン体が一気に放出され,高度の高尿酸血症を呈して腎不全に陥ることがある(表2-28).

表 2-28　尿酸が異常になる仕組み

原因（主要な疾患）	検査異常
プリン体摂取や肥満による尿酸の産生亢進（痛風）	尿酸上昇
腫瘍細胞からの尿酸の産生亢進（腫瘍崩壊症候群）	尿酸上昇，腎機能障害
尿酸の排泄障害（腎不全）	尿酸上昇，Cr ↑

疾患との関係

1. 痛風：高尿酸血症（7.0mg/dL 以上）を基盤として，痛風発作を繰り返す．発作は必ずしも尿酸値が上昇したときに起きるとは限らない．薬物投与による急速な尿酸値の低下が痛風発作の引き金となることがある．

2. 腎不全：尿酸値は上昇する．ほかの腎機能検査の異常を伴う．

3. 腫瘍崩壊症候群：悪性腫瘍に対する化学療法の直後〜1日後に尿酸値が上昇し，急性腎不全を引き起こす．化学療法前より尿酸合成阻害薬を投与して十分な補液を行うことで予防する．

＊ 利尿薬などで薬物性に高尿酸血症を呈することがある．

アンモニア

基準値 50μg/dL 未満

:::: 臨床現場で必要な**ポイント**

臨床的に問題となることが多いのは，肝硬変で高アンモニア血症により肝性脳症を引き起こす場合である．

アンモニアの説明と異常値になる仕組み

　食物中のタンパクが大腸内で腸内細菌により分解されてアンモニアを発生する．アンモニアは腸管から吸収されて門脈を介して肝臓に運ばれ，尿素サイクルにて尿素に変換される．正常の肝臓はアンモニア処理能力が強いため，腸管内でアンモニアの産生量が増加しても高アンモニア血症をきたすことはない．しかし，高度肝障害があると（便秘などによる）アンモニアの産生増加に肝臓が対応できずに高アンモニア血症を呈する．

　また，門脈圧亢進などで門脈と体循環に側副血行路ができた場合にも，門脈血中のアンモニアが直接に体循環に入るため高アンモニア血症をきたす（表2-29）．

表 2-29　アンモニアが異常になる仕組み

原因（主要な疾患）	検査異常
肝臓のアンモニア処理能力の低下 （重症肝炎，肝硬変）	アンモニア上昇
門脈内のアンモニアが体循環に流入 （門脈圧亢進症）	アンモニア上昇

● 疾患との関係

1. **重症肝炎，肝硬変**：高アンモニア血症による中枢神経症状（肝性脳症）を引き起こす．ただし，肝性脳症の原因はアンモニアだけでなく，脳症の程度とアンモニア値の高さは必ずしも一致しない．

2. **門脈圧亢進症**（肝硬変など）：門脈－体循環の側副血行路による高アンモニア血症をきたす．

＊ 食事や運動によってアンモニア値が上昇するので空腹安静時に採血する．

＊ アンモニア測定用の専用容器には 4 mL の除タンパク液が含まれている．除タンパク液が体内に逆流するのを防ぐため真空採血は禁止されているので，シリンジで採血後に血液 1 mL を専用容器に注入する．アンモニア値は溶血などで短時間に上昇するので，速やかに検査室へ搬入してすぐに遠心分離する必要がある．

4　糖　質

血　糖

基準値 空腹時：80～110 mg/dL 未満

カルテの略語：空腹時血糖 **FBS**

> **臨床現場で必要なポイント**
>
> わが国において糖尿病の患者は非常に多く，あらゆる診療科の日常診療で頻回に遭遇する．医療スタッフは糖尿病教室を担当するなど患者の自己管理に深くかかわるため，糖尿病の診断・治療に関する知識を十分に身につける必要がある．また，低血糖発作は致死的であり，いかなる場合も意識消失患者において血糖のチェックを忘れてはいけない．
>
> 毛細管血による簡易血糖測定は医療スタッフがベッドサイドで行うことが多い．患者に自己血糖測定を指導するのも医療スタッフの大切な役割である．簡易血糖測定器の使用法はp.7に解説した．

● 血糖の説明と異常値になる仕組み

　　血糖とは血液中のグルコース濃度を測定したものである．腸管での食物からの糖質の吸収と肝臓での糖新生などにより血糖は上昇し，末梢組織での糖利用により低下する．各種

表 2-30　1 型糖尿病と 2 型糖尿病

	1 型糖尿病	2 型糖尿病
病　態	β 細胞の破壊によるインスリンの絶対的欠乏	インスリンの分泌低下や作用不全(抵抗性)
原　因	自己免疫(抗 GAD 抗体) 特発性(ウイルス?)	遺伝的素因, 内臓肥満症, 過食, 運動不足, 加齢
背　景	若年者に多い 家族歴と無関係 肥満と無関係	中高年に多い 家系内発症が多い 肥満と関係がある
臨床像	急激に発症　ケトアシドーシス	緩徐に発症　高浸透圧性昏睡
治　療	インスリン療法	食事, 運動, 経口血糖降下薬, インスリン療法
頻　度	糖尿病患者の 5% 以下	糖尿病患者の 95% 以上

表 2-31　血糖が異常になる仕組み

原因(主要な疾患)	検査異常
ラ島 β 細胞破壊によるインスリンの枯渇 (1 型糖尿病)	血糖上昇
肥満などによるインスリンの分泌低下や作用不全 (2 型糖尿病)	血糖上昇
膵障害によるインスリン分泌の低下 (慢性膵炎, 膵臓癌)	血糖上昇
インスリン拮抗ホルモンの過剰分泌 (クッシング病, 褐色細胞腫)	血糖上昇
腫瘍細胞のインスリン分泌(インスリノーマ)	血糖低下
薬剤の過剰によるインスリン上昇 (インスリン製剤, 経口血糖降下薬)	血糖低下

　ホルモンにより血糖は調節されており, インスリンは血糖を下げて, インスリン拮抗ホルモン(コルチゾール, カテコラミン, グルカゴン, 成長ホルモンなど)は血糖を上げる.

　インスリンの作用不足により高血糖となった病態が糖尿病である. 自己免疫などにより膵臓ランゲルハンス島 β 細胞が破壊されてインスリンが枯渇した 1 型糖尿病と, 遺伝素因をもとに肥満や運動不足によるインスリンの分泌低下や作用不全によって起こる 2 型糖尿病がある. わが国の糖尿病患者の 95 % 以上は 2 型糖尿病である(表2-30).

　一方, インスリン拮抗ホルモンの過剰分泌でも高血糖となる. インスリンの過剰は低血糖発作を引き起こす(表2-31).

疾患との関係

1. **糖尿病**:血糖値と後述の糖化ヘモグロビン(HbA1c)や糖負荷試験の結果とあわせて診断する(図2-14). 日本糖尿病学会の診断基準では, 下記の①～③の 1 つ以上に該当すれば「血糖が糖尿病型」と判断する.
   ①空腹時血糖:126 mg/dL 以上
   ②随時血糖:200 mg/dL 以上
   ③75 g 経口ブドウ糖負荷試験(75 gOGTT)の 2 時間値:200 mg/dL 以上

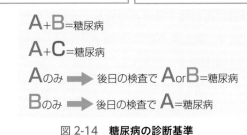

A	下記のうち1つあれば 「血糖が糖尿病型」	B	下記があれば 「HbA1cが糖尿病型」

① 空腹時血糖　126mg/dL以上
② 随時血糖　200mg/dL以上
③ 75g経口ブドウ糖負荷試験（75gOGTT）
　 の2時間値　200mg/dL以上

① HbA1c 6.5% 以上（NGSP値）

C
① 糖尿病の症状（口渇，多飲多尿
　 など）がある
② 糖尿病網膜症がある

A+B=糖尿病
A+C=糖尿病
Aのみ　→　後日の検査で AorB=糖尿病
Bのみ　→　後日の検査で A=糖尿病

図 2-14　糖尿病の診断基準

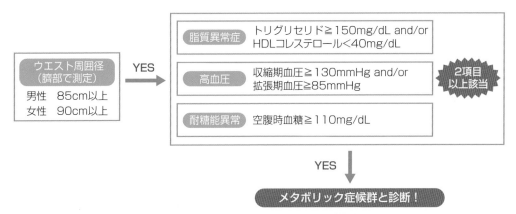

図 2-15　メタボリック症候群の診断基準

　一方，HbA1cが国際基準値（NGSP値）6.5％以上であれば「HbA1cが糖尿病型」と判断する．

　1回の検査で糖尿病と診断できるのは，「血糖が糖尿病型」で同時に「HbA1cが糖尿病型」である場合と，「血糖が糖尿病型」で同時に糖尿病の典型症状（口渇，多飲多尿），糖尿病網膜症，糖尿病の既往のいずれかがある場合である．

　「血糖が糖尿病型」のみであっても，後日に「血糖が糖尿病型」か「HbA1cが糖尿病型」であれば糖尿病と診断できる．「HbA1cが糖尿病型」のみの場合は，後日に「血糖が糖尿病型」であることが診断に必要である．

　糖尿病の病態把握や経過観察のために血糖の日内変動を測定することも多い．長期的なコントロールの指標としては後述のHbA1cが優れている．

2. **内分泌疾患**（クッシング症候群，褐色細胞腫，グルカゴノーマ，先端巨大症など）：インスリン拮抗ホルモンの過剰分泌により高血糖を呈する．それぞれの疾患に特異的なホルモン検査の異常を伴う．

3. **膵臓疾患**（慢性膵炎，膵臓癌など）：インスリンの分泌不全により高血糖を呈することがある．

4. **メタボリック症候群**：内臓肥満の蓄積（腹囲で推定する）を基盤として，インスリン抵抗性による耐糖能異常，脂質異常症，高血圧などの危険因子を生じ，動脈硬化による心血管疾患を発症しやすくなった状態である．空腹時血糖 110 mg/dL 以上がメタボリック症候群の診断項目の一つである（図2-15）．

5. **インスリン製剤や経口血糖降下薬の過剰投与**：血糖が異常に低下して低血糖発作を起こす．糖尿病の治療中に低血糖の症状（空腹感，冷汗，頻脈，手足の震え，意識障害など）があればただちに血糖をチェックする．

6. **インスリノーマ**：インスリンの過剰産生により低血糖を呈する．

＊ 空腹時血糖の基準値は110 mg/dL未満であるが，健診などでは100 mg/dL未満を理想的として，100〜109 mg/dLを正常高値と表現する．

75 g経口ブドウ糖負荷試験（75 g OGTT）

基準値 負荷前の血糖：110 mg/dL 未満，負荷後2時間の血糖：140 mg/dL 未満

臨床現場で必要なポイント

軽症の糖尿病をみつける検査法として臨床的意義がある．ブドウ糖負荷の前後で血糖とインスリン濃度を測ることにより膵臓のインスリン分泌能を推定することもできる．すでに糖尿病と診断された患者の経過観察に行う検査ではない．

糖負荷試験の説明と異常値になる仕組み

前日まで通常の食事をさせ，10時間以上絶食した早朝にブドウ糖75 gを含んだ液体を内服させる．負荷前（空腹時），30分後，1時間後，2時間後に採血をして，血糖とインスリン濃度を測定する．2型糖尿病では糖負荷に対してインスリンが分泌されても，インスリンの働きが悪いために血糖が上昇する．1型糖尿病や進行した2型糖尿病ではインスリンの分泌自体が障害されて，血糖が上昇する．

疾患との関係

1. **糖尿病**：空腹時血糖 110 mg/dL 未満および負荷後2時間の血糖140 mg/dL 未満の両方を満たせば正常型と判断する．空腹時血糖 126 mg/dL 以上あるいは負荷後2時間の血糖200 mg/dL 以上のどちらかを満たせば糖尿病型と判断する．正常型にも糖尿病型にも属さない場合は境界型と判断し，正常型でも負荷後1時間の血糖180 mg/dL 以上であれば境界型に準じて取り扱う（表2-32）．糖負荷試験の結果が糖尿病型であった場合は，

表 2-32　75g 経口ブドウ糖負荷試験

負荷前（空腹時）	負荷後 2 時間	
110mg/dL 未満　and　140mg/dL 未満	➡	正常型
126mg/dL 以上　or　200mg/dL 以上	➡	糖尿病型
正常型にも糖尿病型にも属さない	➡	境界型

正常型でも負荷後 1 時間が 180mg/dL 以上の場合は境界型に準ずる．

血糖の項目で説明したように，HbA1c の結果や後日の再検査の結果とあわせて糖尿病の診断を行う．

血糖（mg/dL）とインスリンの血中濃度（μU/mL）を同時に測定すればインスリン分泌指数を算出することができる．

$$インスリン分泌指数 = \frac{負荷後30分のインスリン濃度 - 空腹時のインスリン濃度}{負荷後30分の血糖 - 空腹時の血糖}$$

このインスリン分泌指数が 0.4 未満の場合はインスリン分泌が障害されていることを意味する．

糖化ヘモグロビン（HbA1c）　**基準値** 国際基準値（NGSP 値）：4.6〜6.2 ％

●●●●● 臨床現場で必要な**ポイント**

前述の糖尿病の診断にも利用するが，長期的なコントロールの指標として非常に重要である．以前に日本で使用していた基準値（JDS 値）は国際基準値より 0.4 ％低いので注意を要する．通常，ヘモグロビンエーワンシーと呼ぶ．

HbA1c の説明と異常値になる仕組み

HbA1c はブドウ糖がヘモグロビンに結合したもので，過去 1〜2 ヵ月の血糖値の平均を反映する．糖尿病のコントロールが不良となり，高血糖が持続すれば HbA1c は上昇する．

疾患との関係

1. **糖尿病**：血糖の項目で説明したように，HbA1c が 6.5 ％以上であれば「HbA1c が糖尿病型」と判断して糖尿病の診断に利用する．糖尿病の経過観察に最も重要な検査であり，合併症を予防するためには HbA1c を 7 ％未満にコントロールする．ただし，患者の年齢，臓器障害や認知症状の有無，サポート体制などにより目標値を調整する必要がある（図 2-16）．

＊ 溶血性貧血や肝硬変があると，血糖の平均を反映する値より低くなるので注意を要する．

目　標	血糖正常化を目指す際の目標[注1]	合併症予防のための目標[注2]	治療強化が困難な際の目標[注3]
HbA1c(%)	6.0未満	7.0未満	8.0未満

（コントロール目標値[注4]）

図 2-16　血糖コントロール目標

65 歳以上の高齢者については，出典の「高齢者糖尿病の血糖コントロール目標」の項を参照．
治療目標は年齢，罹病期間，臓器障害，低血糖の危険性，サポート体制などを考慮して個別に設定する．
注1：適切な食事療法や運動療法だけで達成可能な場合，または薬物療法中でも低血糖などの副作用なく達成可能な場合の目標とする．
注2：合併症予防の観点から HbA1c の目標値を 7% 未満とする．対応する血糖値としては，空腹時血糖値130mg/dL 未満，食後 2 時間血糖値 180mg/dL 未満をおおよその目安とする．
注3：低血糖などの副作用，その他の理由で治療の強化が難しい場合の目標とする．
注4：いずれも成人に対しての目標値であり，また妊娠例は除くものとする．

（日本糖尿病学会 編著：糖尿病治療ガイド 2020-2021, p.33, 文光堂, 2020）

その他の検査

尿中Cペプチド　基準値 50〜100μg/日

＊ インスリン分泌量の指標となる．1 型糖尿病では著明に低下（20μg 以下）する．

HOMA-R　基準値 1.6以下

＊ インスリン抵抗性（インスリンの作用不全）の指標となる．下記の式で算出する．2 型糖尿病などインスリン抵抗性が存在すると 2.5 以上に上昇する．
HOMA-R ＝〔空腹時のインスリン濃度（μU/mL）×空腹時の血糖（mg/dL）〕÷405

尿中微量アルブミン　基準値 陰性

＊ 糖尿病腎症の早期発見に有用である．

5 脂質・胆汁

コレステロール（Ch）

基準値 総コレステロール：130〜220mg/dL，LDLコレステロール：140mg/dL未満，HDLコレステロール：40〜100mg/dL

カルテの略語：コレステロールChol

::::: 臨床現場で必要な**ポイント**

疾病学の教科書に記載がある脂質異常症のWHO分類を，臨床現場で医師以外の医療スタッフが意識することは少ない．LDLコレステロール（いわゆる悪玉コレステロール）が動脈硬化の重大な危険因子であり，虚血性心疾患などを引き起こすこと，HDLコレステロール（いわゆる善玉コレステロール）は動脈硬化を抑制する作用があることを理解することが肝要である．LDLコレステロールの増加，HDLコレステロールの減少，トリグリセリドの増加を脂質異常症と呼ぶ．

● コレステロールの説明と異常値になる仕組み

　血液中のコレステロールの1/5は食物由来であり，残りは肝臓で合成される．コレステロールやトリグリセリドなどの脂質はアポタンパク（アポリポタンパク）と結合して，リポタンパクのかたちで血液中を運搬される．低比重リポタンパク（LDL）に含まれるコレステロールがLDLコレステロールであり，動脈壁に沈着して動脈硬化を引き起こす．高比重リポタンパク（HDL）に含まれるコレステロールがHDLコレステロールであり，動脈壁に沈着したコレステロールを回収する作用がある（図2-17）．

　総コレステロールの値は主としてLDLコレステロールの変動を反映しており，コレステロールの過剰摂取，肝臓での合成亢進，代謝異常などにより血中濃度が上昇する．

● 疾患との関係

1. **高コレステロール血症**：コレステロールの過剰摂取，カロリーの過剰摂取，肥満，運動不足，閉経，大量飲酒，遺伝的素因など種々の原因によりコレステロール（LDLコレ

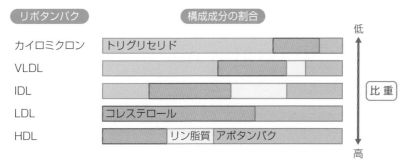

図2-17　リポタンパク

ステロール）が上昇する．家族性高コレステロール血症の患者も少なからず存在する．

2. **二次性の高コレステロール血症**：甲状腺機能低下症，クッシング症候群，ネフローゼ症候群などに続発してコレステロールが上昇する．

3. **メタボリック症候群**：HDLコレステロール 40mg/dL 未満が診断項目の一つである（p.53 図2-15参照）．

＊ LDLコレステロールの基準値は140mg/dL未満であるが，薬物療法を開始する基準は患者の状態によって異なる．冠動脈疾患がある場合は100mg/dL以上，冠動脈疾患がなくても危険因子がある場合は120〜140mg/dL以上，危険因子がない場合は160mg/dL以上が治療開始の目安となる．

トリグリセリド（TG）　基準値 30〜150mg/dL 未満

......臨床現場で必要な**ポイント**

血液中の中性脂肪の90％以上がトリグリセリドであり，LDLコレステロールほどではないが動脈硬化の危険因子となる．メタボリック症候群の診断項目の一つである．検査項目として中性脂肪と記載されることも多い．

● トリグリセリドの説明と異常値になる仕組み

トリグリセリドは食物に含まれる脂質の大部分を占める．小腸より吸収されたトリグリセリドは全身に運ばれて脂肪組織や肝臓に貯蔵される．また，肝臓で余分な糖質から合成されるトリグリセリドもある．エネルギーが必要な際にトリグリセリドは分解されてエネルギー源となる．脂質の過剰摂取，肝臓での合成促進，代謝異常などにより血中濃度が上昇する．

● 疾患との関係

1. **高トリグリセリド血症**：脂質の過剰摂取，カロリーの過剰摂取，肥満，大量飲酒など種々の原因によりトリグリセリドが上昇する．

2. **二次性の高トリグリセリド血症**：糖尿病，クッシング症候群などに続発してトリグリセリドが上昇する．

3. **メタボリック症候群**：トリグリセリド 150mg/dL 以上が診断項目の一つである（p.53 図2-15参照）．

＊ トリグリセリドの値は食事の影響を受けるので，空腹時の採血が必要である．

ビリルビン

基準値 総ビリルビン：0.2〜1.2 mg/dL, 直接ビリルビン：0〜0.4 mg/dL, 間接ビリルビン：0〜0.8 mg/dL

カルテの略語：総ビリルビン **T-Bil**, 直接ビリルビン **D-Bil**, 間接ビリルビン **I-Bil**

> 臨床現場で必要な**ポイント**
>
> 総ビリルビンの血中濃度が2〜3 mg/dL以上に増加すると肉眼的に黄疸を認める．肝胆道系の検査というイメージが強いが，溶血性貧血などでも上昇する．直接ビリルビンと間接ビリルビンの値の比較により病態を推定することができる．劇症肝炎では重症度の指標の一つになる．

ビリルビンの説明と異常値になる仕組み

寿命が尽きて破壊された赤血球のヘモグロビンから間接ビリルビンが産生される．間接ビリルビンは肝臓でグルクロン酸抱合を受けて，水溶性の直接ビリルビンに変換され，胆汁中に排泄される．胆汁は腸管に流出し，直接ビリルビンは最終的にウロビリノーゲンやウロビリンとなって便や尿から排泄される．

溶血性貧血では赤血球の破壊亢進による間接ビリルビンの過剰産生により，新生児黄疸ではヘモグロビンFの破壊と肝細胞のグルクロン酸抱合能の低下により，処理しきれない間接ビリルビンが蓄積されて血中濃度が上昇する．ウイルス性肝炎では肝細胞の破壊や胆汁への移動の障害により，肝細胞中の直接ビリルビンが血液中に溢れ出て濃度が上昇する．閉塞性黄疸では胆汁の流出障害により，胆汁中の直接ビリルビンが血液中に溢れ出て濃度が上昇する（図2-18）.

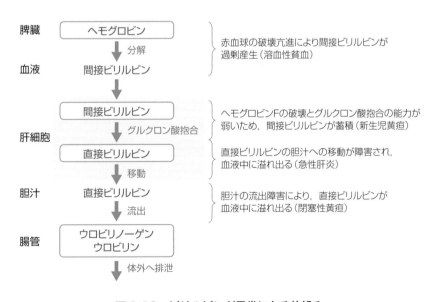

図2-18　ビリルビンが異常になる仕組み

疾患との関係

1. **溶血性貧血**：間接ビリルビンの上昇が主体である．正球性貧血，網状赤血球の増加，ハプトグロビンの低下などを伴う．

2. **新生児黄疸**：間接ビリルビンの上昇が主体である．ビリルビンの上昇度が光線療法の適応を決定する．

3. **ウイルス性肝炎**：直接ビリルビンの上昇が主体である．AST・ALTの上昇を伴う．劇症肝炎では肝細胞数の減少に従ってグルクロン酸抱合の能力が減少するため，間接ビリルビンの割合が増加する．直接ビリルビン値／総ビリルビン値の比（D/T比）の低下が重症度の指標となる．肝硬変ではビリルビンの上昇が非代償期の特徴の一つとなる．

4. **閉塞性黄疸**（胆管癌，胆管結石など），**肝内胆汁うっ滞疾患**（原発性胆汁性胆管炎など）：直接ビリルビンの上昇が主体である．胆道系酵素（γ-GT，ALP，LAP）の上昇を伴う．

＊ 体質性黄疸には間接ビリルビン値が優位なもの（ジルベール症候群など）と直接ビリルビン値が優位なもの（デュビン・ジョンソン症候群など）がある．

＊ 慢性的なビリルビン値の軽度上昇があっても，肝胆道系や貧血の検査に異常がない場合は，臨床的に問題にならないことも多い．

インドシアニングリーン（ICG）検査

基準値 15分停滞率：10％未満

臨床現場で必要なポイント

肝臓の総合的な働きを反映する検査である．肝臓外科で肝予備能を調べる術前検査などに使用される．

ICG の説明と異常値になる仕組み

静脈注射されたICG色素は肝臓に取り込まれ，肝細胞から胆汁中に排泄される．一定時間後に静脈内に残留しているICG色素の量を測定すれば，肝臓が色素を処理する能力（肝血流量，肝細胞の色素排泄能力）を総合的に判断することができる．

具体的には，体重1kgあたり0.5mgのICG色素を注射水に溶解して肘静脈から静注する．15分後に反対側の肘静脈から採血し，静脈中に停滞しているICG色素の量を測定して停滞率を算出する．肝臓が色素を処理する能力が低下すればICG停滞率は上昇する．

疾患との関係

1. **慢性肝炎，肝硬変**：肝機能が低下するに従って，ICG停滞率は上昇する．

＊ 著しい肥満や浮腫・腹水がある場合は，実際の体重ではなく標準体重でICG色素の投与量を決定する.
＊ ICG色素は光線に不安定なので，投与前の溶解液や採血後の検体は光線に当たらないように注意する.

6 電解質

ナトリウム（Na）　　基準値 135～145 mEq/L

・・・・・ 臨床現場で必要なポイント ━━━

臨床現場で問題になることが多いのは，脱水による高ナトリウム血症と抗利尿ホルモン（ADH，バソプレシン）の過剰分泌（SIADH）による低ナトリウム血症である.

● ナトリウムの説明と異常値になる仕組み

生体内のナトリウムの大部分は細胞外液中に存在し，血漿浸透圧を構成している. 血漿浸透圧は口渇による水分摂取とADHの分泌による腎臓での水分再吸収により調節されている. この調節の範囲を超えて細胞外液中のナトリウム量と水分量のバランスに異常をきたすと，血清ナトリウム濃度が変動する（表2-33）.

細胞外液中のナトリウム量が水分量に比べて相対的に多ければ，高ナトリウム血症となる. 糖尿病の浸透圧利尿，発汗，嘔吐，下痢などで水分の喪失がナトリウムの喪失を上回る場合は高ナトリウム血症を呈する（高張性脱水）. 尿崩症でも水分の著明な喪失により，高ナトリウム血症となる.

一方，細胞外液中のナトリウム量が水分量に比べて相対的に少なければ，低ナトリウム血症となる. 利尿薬投与や嘔吐，下痢などで細胞外液が減少するときに，ナトリウムの喪失が水分の喪失を上回る場合は低ナトリウム血症を呈する（低張性脱水）. 心不全，腎不全，肝不全などでは細胞外液量が増加して浮腫をきたすが，このときは水分の過剰がナトリウムの過剰を上回るため低ナトリウム血症を呈する. 肺癌細胞などがADHを異所性に産生するSIADHでは，純粋な水分の過剰により希釈されて低ナトリウム血症となる.

表2-33　ナトリウム濃度が異常になる仕組み

原因（主な疾患）	検査異常
水分の体外への喪失：高張性脱水 （発汗，嘔吐，下痢，浸透圧利尿，尿崩症）	高ナトリウム血症
ナトリウムの体外への喪失：低張性脱水 （利尿薬投与，嘔吐，下痢）	低ナトリウム血症
細胞外液の水分の増加 （心不全，腎不全，肝不全，SIADH）	低ナトリウム血症

疾患との関係

1. **高張性脱水**（糖尿病などの浸透圧利尿，発汗，嘔吐・下痢）：高ナトリウム血症を呈する．血漿浸透圧の上昇により細胞内液が細胞外へ移動し，口渇などを訴える．

2. **尿崩症**：高ナトリウム血症を呈する．著明な多尿（低張尿）が特徴的である．

3. **原発性アルドステロン症**：高ナトリウム血症と低カリウム血症を呈し，続発性に高血圧を認める．

4. **低張性脱水**（利尿薬投与，嘔吐・下痢）：低ナトリウム血症を呈する．血漿浸透圧の低下により細胞外液の水分は細胞内へ移動し，頻脈などの細胞外液量低下の症状を呈する．

5. **心不全，腎不全，肝不全**：低ナトリウム血症を呈する．細胞外液量の増加により浮腫を呈する．

6. **SIADH**（ADH不適合分泌症候群）：希釈性の低ナトリウム血症を呈するが，浮腫は認めないことが多い．

カリウム（K）　　基準値 3.5〜4.5 mEq/L

> ・・・・・ 臨床現場で必要なポイント ━━━
>
> 高カリウム血症は臨床現場で遭遇することが比較的多い．重症の場合は致死的であるため，検査値の見方を熟知しておく必要がある．

カリウムの説明と異常値になる仕組み

生体内のカリウムの98％は細胞内に存在し，残りわずかが細胞外液中に存在する．細胞内外のカリウム濃度が細胞膜電位を規定するため，血清カリウム濃度の異常は心筋細胞や筋肉細胞の興奮性に強い影響を及ぼす．

表 2-34　**カリウム濃度が異常になる仕組み**

原因（主な疾患）	検査異常
カリウム負荷の増加 （カリウム過剰投与，大量輸血，横紋筋融解症）	高カリウム血症
カリウムの尿中排泄の低下 （腎不全）	高カリウム血症，BUN上昇，クレアチニン上昇
カリウムの細胞外への移行 （アシドーシス）	高カリウム血症，pH↓
カリウムの体外への喪失 （下痢，利尿薬投与，甘草投与，原発性アルドステロン症）	低カリウム血症
カリウムの細胞内への移行 （アルカローシス）	低カリウム血症，pH↑

　カリウムの過剰投与や大量輸血では外因性のカリウム負荷が，横紋筋融解症や血管内溶血では内因性のカリウム負荷が増加して，高カリウム血症を呈する．腎不全ではカリウムの尿中排泄が低下して高カリウム血症となる．アシドーシスでは細胞内のカリウムが細胞外液中に移行するため，血中カリウム濃度が上昇する．アルカローシスでは逆の反応が起きる（表2-34）．

　一方，下痢ではカリウムが便中へ，ループ系などの利尿薬投与では尿中への排泄が増加するため，低カリウム血症を呈する．原発性アルドステロン症でも，尿細管でのカリウムの尿中分泌が亢進して低カリウム血症となる．インスリンは細胞外のカリウムを細胞内に移行させる．

　高カリウム血症をきたせば，心電図でのT波の増高が特徴的であり，進行すれば心室細動から心停止となる．低カリウム血症をきたせば，筋力低下や心電図変化などの異常をきたす．カリウム濃度が2.5mEq/L未満，または6.0mEq/L以上はパニック値であり，早急な対応が必要である．

疾患との関係

1. **腎不全**：BUN，クレアチニンの上昇とともに，高カリウム血症を認める．急性腎不全でカリウム濃度が急速に上昇する場合は早急な対応が必要である．

2. **横紋筋融解症**：高カリウム血症を認める．クレアチンキナーゼの上昇を伴う．

3. **原発性アルドステロン症**：慢性的な低カリウム血症と高血圧を認める．

4. **薬物性**（下剤乱用，利尿薬，甘草など）：低カリウム血症を認める．

＊ 高カリウム血症で心電図のT波が増高すると，モニター心電図計がT波をQRS波と間違えて認識し心拍数を2倍に表示することがある．
＊ 低カリウム血症の治療として，カリウムの急速な静脈内投与は禁忌である．
＊ 低カリウム血症があるとジギタリス中毒が出現しやすくなるので，ジギタリス投与中はカリウム濃度に注意する．
＊ 採血後の試験管内溶血によりカリウム濃度が上昇することがある．この場合は，ASTやLDの上昇を伴う．

カルシウム（Ca），リン（P）　〔基準値〕カルシウム：8.5〜10.0mg/dL，無機リン：2.0〜4.0mg/dL

・・・・・・ 臨床現場で必要な**ポイント** ――

臨床的に緊急性が高いのは，悪性腫瘍に伴う高カルシウム血症である．

カルシウムの説明と異常値になる仕組み

　生体内のカルシウムは99％が骨に，残りの1％が細胞外液や細胞内に存在する．血液中のカルシウムの約半分はアルブミンと結合しており，残りの遊離カルシウムイオン（イオン化カルシウム）が生理的な役割を演じている．カルシウムの血中濃度は副甲状腺ホルモンと

表 2-35　カルシウム濃度が異常になる仕組み

原因（主な疾患）	検査異常
副甲状腺ホルモンの増加 （副甲状腺機能亢進症）	高カルシウム血症，副甲状腺ホルモン上昇，P↓
副甲状腺ホルモン関連タンパクの産生 （肺癌，成人T細胞白血病）	高カルシウム血症，副甲状腺ホルモン関連タンパク陽性
腫瘍細胞による骨吸収の促進 （多発性骨髄腫）	高カルシウム血症
副甲状腺ホルモンの減少 （副甲状腺機能低下症）	低カルシウム血症，副甲状腺ホルモン低下，P↑
副甲状腺ホルモンの作用不全 （偽性副甲状腺機能低下症）	低カルシウム血症，P↑
ビタミンDの活性化障害 （腎不全）	低カルシウム血症

ビタミンDによって調節されている．

　副甲状腺ホルモンとビタミンDは協調して，骨からのカルシウムの動員，原尿からのカルシウムの再吸収，腸管からのカルシウムの吸収などを増加させる．したがって，副甲状腺ホルモンやビタミンDの過剰は高カルシウム血症を，減少は低カルシウム血症を引き起こす．悪性腫瘍では腫瘍細胞が副甲状腺ホルモンに類似したタンパク（副甲状腺ホルモン関連タンパク）を産生して著明な高カルシウム血症をきたすことがある（表2-35）．

　高カルシウム血症は筋力低下や嘔吐などを引き起こし，高度の場合は意識混濁して致死的となる．低カルシウム血症はテタニーなどを引き起こす．

疾患との関係

1. **副甲状腺機能亢進症**：高カルシウム血症と低リン血症が特徴的である．
2. **悪性腫瘍**（肺癌，成人T細胞白血病など）：副甲状腺ホルモン関連タンパクの産生により，副甲状腺機能亢進症と同様の異常を呈することがある．
3. **多発性骨髄腫**：腫瘍細胞による骨吸収の亢進により高カルシウム血症を呈する．
4. **副甲状腺機能低下症**：低カルシウム血症と高リン血症が特徴的である．
5. **慢性腎不全**：高リン血症やビタミンDの活性化障害により低カルシウム血症となるが，反応性に副甲状腺機能が亢進して骨軟化症を引き起こす．
6. **ビタミンD欠乏症**（くる病）：低カルシウム血症を呈する．

＊ なお，低アルブミン血症がある場合は，下記の式でカルシウム濃度を補正する必要がある．
補正カルシウム濃度＝実測カルシウム濃度＋（4－アルブミン濃度）

血清鉄 (Fe), フェリチン

基準値 血清鉄：60～200μg/dL (男性)，40～180μg/dL (女性)，
フェリチン：30～300ng/mL (男性)，10～120ng/mL (女性)，
総鉄結合能 (TIBC) 250～450μg/dL

●●●●●● 臨床現場で必要な**ポイント** ━━━━━━━━

鉄欠乏性貧血の診断や治療効果の判定に使用する．

鉄の説明と異常値になる仕組み

生体内の鉄の約70％はヘモグロビン鉄として赤血球内に存在し，残りの大部分は肝臓などに貯蔵鉄として存在する．血清鉄はごくわずかであり，血漿タンパクのトランスフェリンと結合している．トランスフェリンが結合し得る鉄の総量を総鉄結合能 (TIBC) と呼ぶ．フェリチンの血中濃度は貯蔵鉄の量を反映する．

成人男性では一日に約1mgの鉄が体外 (尿，便，汗など) に排泄されるため，食物から約1mgの鉄を吸収する必要がある．女性では月経による鉄喪失を補うために約2mgの鉄を吸収することが望ましい．

極端な偏食や胃切除後の吸収不良などで鉄の供給が低下すれば，生体内の鉄は欠乏する．さらに，出血 (わずか2mLの出血で一日必要量に相当する1mgの鉄が喪失)，成長，妊娠などで鉄の需要が増加した場合は，それを補う鉄が供給できなければ生体内の鉄は欠乏する (表2-36)．鉄の欠乏の進行に伴い，フェリチンの減少，血清鉄の減少，ヘモグロビンの減少 (鉄欠乏性貧血) へと進展する．

疾患との関係

1. **鉄欠乏性貧血**：小球性低色素性貧血を呈する．血清鉄の減少，TIBCの増加，フェリチンの減少を伴う．

2. **二次性貧血** (慢性疾患に伴う貧血)：小球性低色素性貧血を呈することが多い．血清鉄は減少するが，鉄欠乏性貧血と異なりTIBCも低下する．慢性炎症，悪性腫瘍などの基礎疾患があればフェリチンは増加する．

表 2-36　血清鉄が異常になる仕組み

原因 (主な疾患)	検査異常
極端な偏食や胃切除後による鉄の供給不足 (鉄欠乏性貧血)	小球性貧血，血清鉄低下，TIBC↑，フェリチン↓
消化管出血や過多月経などによる鉄の喪失 (鉄欠乏性貧血)	小球性貧血，血清鉄低下，TIBC↑，フェリチン↓
慢性炎症などによる鉄の再利用障害 (二次性貧血)	小球性貧血，血清鉄低下，TIBC↓，フェリチン↑
大量輸血などによる鉄の過剰 (ヘモクロマトーシス)	血清鉄上昇，TIBC↓，フェリチン↑

3. **鉄過剰症**：血清鉄，フェリチンともに増加する．鉄過剰により糖尿病や肝硬変をきたした場合をヘモクロマトーシス，臓器障害を伴わない場合をヘモジデローシスと呼ぶ．

＊ 鉄欠乏性貧血では鉄剤の投与によって貧血が改善しても，さらに3〜4ヵ月の継続投与が必要である．フェリチンの正常化が鉄剤中止の指標になる．

＊ 血球貪食症候群や成人スチル病ではフェリチンの著増が特徴的である．

5 免疫血清学検査

1 炎症マーカー

C反応性タンパク（CRP） 基準値 0.3mg/dL以下

┌─ :::::: 臨床現場で必要な**ポイント** ─────────
│ 日常診療で最も頻回に目にする検査項目の一つである．すべての診療科において，炎症の
│ 程度を示すマーカーとして使用する．通常，CRPと略語で呼ぶ．

● C反応性タンパクの説明と異常値になる仕組み

　　CRPは炎症に反応する代表的な急性期タンパクである．急性炎症が起こって2～3時間以
内に上昇し，炎症が改善すると速やかに減少するため，炎症の早期診断や経過観察に有用で
ある．また，炎症による組織障害が強いほど高値となるため，炎症の程度を示す指標となる．

● 疾患との関係

1. **感染症**：CRPは早期より上昇する．細菌感染症で上昇が高度であり，肺炎や敗血症で
   はCRP 10～20mg/dL以上になることも多い．
2. **悪性腫瘍**：病期の進行に伴い，慢性的にCRPが上昇する症例がある．感染症ほどは高
   値にならない．
3. **膠原病**：関節リウマチや血管炎で，疾患の活動性が高いときにCRPが上昇する．
4. **組織障害**（外傷，骨折，手術）：障害の程度に応じてCRPが上昇する．

＊ 微熱が持続してもCRPが陰性の場合は，器質的疾患のないことが多い．ただし，甲状腺機能亢進症の鑑
別は必要である．

赤沈 （ESR，赤血球沈降速度） 基準値 10mm/時未満（男性），15mm/時未満（女性）

┌─ :::::: 臨床現場で必要な**ポイント** ─────────
│ 簡便で安価な炎症マーカーであるが，感度・特異度の点でCRPに劣る．最近ではあまり利
│ 用されない．

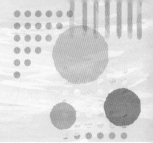

赤沈の説明と異常値になる仕組み

　　クエン酸ナトリウムを混和して採血した血液を直立させて赤沈管に注入し，1時間後に赤血球層が沈降した距離（血漿部分の距離）を測定する．赤沈の値を規定するのは，フィブリノゲンやγグロブリンの血中濃度，ヘマトクリットなどである．

　　炎症があるとフィブリノゲンの増加により赤沈は促進するが，急性炎症の発症や改善に対する反応はCRPよりも遅れる．高γグロブリン血症や貧血でも赤沈は促進する．一方，フィブリノゲンの減少や多血症により赤沈は遅延する．

疾患との関係

1. **感染症，悪性腫瘍，膠原病**：炎症・組織障害に伴い赤沈は促進する．急性炎症に対する反応がCRPより遅いため，炎症初期にCRPは上昇するも赤沈は正常，回復期にCRPは正常化するも赤沈は促進という状態があり得る．

2. **多発性骨髄腫**：高γグロブリン血症により赤沈は著明に促進する．

3. **播種性血管内凝固症候群（DIC）**：フィブリノゲンの減少により赤沈は遅延する．

＊ 赤沈を血沈と呼ぶ医療スタッフもいる．

2　自己抗体

リウマトイド因子（RF）　　基準値 15U/mL 以下

⋯⋯⋯⋯ 臨床現場で必要な**ポイント** ⋯⋯⋯⋯

関節リウマチの診断には必須の検査である．

リウマトイド因子の説明と異常値になる仕組み

　　RFはIgGのFc部分と反応する自己抗体である．主にIgM型の抗体であり，RFといえばIgM-RFを指すことが多い．RF陽性は関節リウマチの診断基準の一つであるが（表2-37），関節リウマチ以外の膠原病でも陽性となるため特異度は低い．

疾患との関係

1. **関節リウマチ**：患者の約80％がRF陽性である．関節病変や炎症所見とあわせて最終的に診断する．RFの定量値と疾患の活動性に相関はない．関節リウマチの重症度はX線写真による関節破壊の程度や，日常生活の機能制限によって判断する（表2-38）．

表 2-37　関節リウマチの診断基準

関節病変		
中・大関節に 1 つ以下の腫脹または疼痛関節あり	0	点
中・大関節に 2 〜 10 個の腫脹または疼痛関節あり	1	点
小関節に 1 〜 3 個の腫脹または疼痛関節あり	2	点
小関節に 4 〜 10 個の腫脹または疼痛関節あり	3	点
少なくとも 1 つ以上の小関節領域に 10 個を超える腫脹または疼痛関節あり	5	点
血清学的因子		
RF，抗 CCP 抗体ともに陰性	0	点
RF，抗 CCP 抗体の少なくとも 1 つが陽性で低力価	2	点
RF，抗 CCP 抗体の少なくとも 1 つが陽性で高力価	3	点
滑膜炎持続期間		
＜ 6 週	0	点
≧ 6 週	1	点
炎症マーカー		
CRP，ESR ともに正常	0	点
CRP，ESR のいずれかが異常	1	点

この基準に照らし，スコアの合計が 6 点以上である症例は，「関節リウマチ（RA）確定例」と診断される．
（アメリカリウマチ学会／ヨーロッパリウマチ学会共同，2009 年）

表 2-38　関節リウマチの重症度分類

病期の分類	Stage I 初期	骨破壊像はない
	Stage II 中等期	軽度の軟骨下骨の破壊を伴うが，関節変形はない
	Stage III 高度	軟骨および骨の破壊があり，関節変形がある
	Stage IV 末期	関節の線維性あるいは骨性強直がある
機能障害度分類	Class I	身体機能は完全で不自由なしに普通の仕事は全てできる
	Class II	運動制限はあっても，普通の生活（仕事）なら何とかできる程度の機能
	Class III	普通の生活（仕事）に制限がある
	Class IV	自分自身の身の回りのことにも制限がある

2. 膠原病：全身性強皮症の患者の約 50 ％が，全身性エリテマトーデスの患者の約 30 ％が RF 陽性である．

＊ RF 陽性者のうち約 40 ％が関節リウマチである．

抗核抗体（ANA）　　基準値 40 倍未満

臨床現場で必要なポイント

膠原病のスクリーニング検査として重要であるが，抗核抗体の陽性のみで特定の疾患を診断するものではない．最近では，疾患特異的な抗核抗体を診断に用いることが多い．

抗核抗体の説明と異常値になる仕組み

抗核抗体は細胞核内にある種々の抗原に対する自己抗体の総称である．健常者（とくに若い女性）でも血液中に少量は存在するため，血清を倍々希釈して検出される最大倍率が検査結果となる．たとえば，抗核抗体160倍という結果は，血清を160倍に希釈しても検出されるということであり，血液中に大量の抗核抗体が存在することを意味している．

抗核抗体は染色パターン（均質型，辺縁型，斑紋型，核小体型など）により，どの核成分

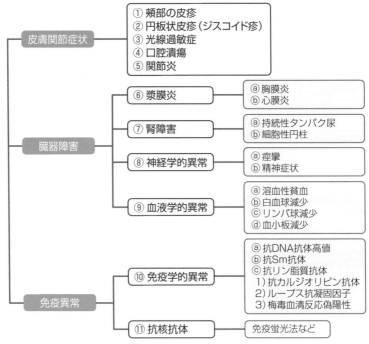

図 2-19　**全身性エリテマトーデスの診断基準**
診断基準は①〜⑤の皮膚関節症状，⑥〜⑨の全身的臓器障害，⑩⑪の免疫異常より構成され，この 11 項目中 4 項目以上を満たせば SLE といってよい．
（アメリカリウマチ学会，1997 年改定）

に対する抗体であるかを推定することができる．最近では，疾患特異的な抗核抗体（抗DNA抗体など）を直接測定して診断に用いることが多い．

● 疾患との関係

1. **全身性エリテマトーデス**：95％以上の症例で抗核抗体が陽性となる．特異的な抗核抗体としては抗DNA抗体の陽性率が高い（活動期で約70％）．診断基準を図2-19に示す．

2. **混合性結合組織病**：ほぼ全例で抗核抗体が陽性となる．特異的な抗核抗体としては抗RNP抗体が陽性である．

3. **全身性強皮症**：80〜90％の症例で抗核抗体が陽性となる．特異的な抗核抗体としては抗Scl-70抗体が20〜30％で陽性である．

4. **多発性筋炎，シェーグレン症候群**：約半数の症例で抗核抗体が陽性である．特異的な抗核抗体としては多発性筋炎には抗Jo-1抗体，シェーグレン症候群には抗SS-A抗体などがある．

＊ 上記以外の膠原病や膠原病類縁疾患でも抗核抗体は陽性となるが，陽性率や抗体価は比較的低い．
＊ 抗核抗体の抗体価は疾患の活動性と相関が低いため，経過観察の指標にはならない．
＊ 抗核抗体が弱陽性であっても，疾患特異的な抗核抗体（抗DNA抗体など）がいずれも陰性であれば必ずしも病的な意義はない．

その他の検査

その他の自己抗体

＊抗核抗体に限らず，さまざまな自己抗体が疾患の発症や進展に関連している（表2-39）．

表2-39　自己抗体と代表的な関連疾患

自己抗体	代表的な関連疾患	自己抗体	代表的な関連疾患
リウマトイド因子	関節リウマチ	MPO-ANCA	ANCA関連血管炎
抗CCP抗体	関節リウマチ	抗赤血球膜抗体	自己免疫性溶血性貧血
抗核抗体	膠原病 全般	抗血小板抗体	特発性血小板減少性紫斑病
抗DNA抗体	全身性エリテマトーデス（SLE）	抗内因子抗体	悪性貧血
抗Sm抗体	全身性エリテマトーデス（SLE）	抗TSH受容体抗体	バセドウ病
抗RNP抗体	混合性結合組織病（MCTD）	抗サイログロブリン抗体	慢性甲状腺炎（橋本病）
抗Scl-70抗体	全身性強皮症	抗TPO抗体	慢性甲状腺炎（橋本病）
抗Jo-1抗体	多発性筋炎／皮膚筋炎	抗アセチルコリン受容体抗体	重症筋無力症
抗SS-A抗体	シェーグレン症候群	抗ミトコンドリア抗体	原発性胆汁性胆管炎
抗SS-B抗体	シェーグレン症候群	抗基底膜抗体	グッドパスチャー症候群
抗セントロメア抗体	CREST症候群		
抗カルジオリピン抗体	抗リン脂質抗体症候群		

③ アレルギー検査

総IgE，特異的IgE抗体　　基準値 総IgE：170U/mL以下

╌╌╌ 臨床現場で必要なポイント ╌╌╌

アレルギー性鼻炎（花粉症）やアトピー性皮膚炎など，アレルギー疾患は身近な疾患であるため，一般の人から質問されることも多い．総IgE（非特異的IgE）が高値であればアレルギー疾患を疑い，特異的IgE抗体でアレルゲンの同定を試みる．

IgEの説明と異常値になる仕組み

　IgEはⅠ型アレルギーに関与しており，アレルギー疾患では血液中の総IgE濃度が上昇する．アレルゲン（アレルギーを引き起こした抗原）に対する特異的IgE抗体の増加を証明できる場合もある．総IgEの量とアレルギーの重症度は相関しない．

　血液中のIgEは非常に微量であるため，放射性同位元素を用いて測定されてきた．そのため，総IgE量を測定する方法をRIST（radioimmunosorbent test），アレルゲンに特異的なIgE量を測定する方法をRAST（radioallergo sorbent test）と呼ぶ．

疾患との関係

1. **Ⅰ型アレルギー疾患**（アレルギー性鼻炎，アトピー性皮膚炎，気管支喘息，蕁麻疹など）：総IgE濃度は上昇し，アレルゲンに対する特異的IgE抗体が増加する．好酸球増加を伴う．

2. **寄生虫疾患**：総IgE濃度は上昇し，好酸球増加を伴う．確定診断には虫卵検査や血清診断が必要である．

＊ 臨床現場では，アレルゲンを同定するために多種類の特異的IgE抗体を同時に調べるMAST法が多用される．

＊ 皮膚テスト：特異的IgE抗体の測定と同様に，アレルゲンを同定する方法である．さまざまなアレルゲン液を皮膚に垂らして傷をつけたり皮内注射をし，発赤や膨疹を観察する．特異的IgE抗体と比べて，感度は高いが特異性が低い．アナフィラキシーショックなどを引き起こす可能性もあるため，最近ではあまり施行されない．

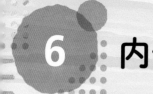

6 内分泌検査

1 甲状腺・副甲状腺

| 甲状腺ホルモン（freeT3, freeT4），甲状腺刺激ホルモン（TSH） | 基準値 freeT3：2.5 ～ 4.0pg/mL，freeT4：1.0 ～ 2.0ng/dL，TSH：0.3～4.0 μU/mL |

カルテの略語：遊離トリヨードサイロニン **FT3**，遊離サイロキシン **FT4**

> ┈┈ 臨床現場で必要な**ポイント** ┈┈
> 内分泌検査のうち日常診療で最も多く遭遇するのが甲状腺疾患であり，内分泌の専門科以外でも甲状腺の検査は目にすることが多い．

● freeT3/freeT4 と TSH の説明と異常値になる仕組み

　甲状腺ホルモンと甲状腺刺激ホルモンを一括して捉えたほうが病態を理解しやすいので，ここではあわせて解説する．

　甲状腺ホルモンにはトリヨードサイロニン（T3）とサイロキシン（T4）があり，血液中では大部分がタンパクと結合して不活性型として存在する．タンパクと結合していない遊離型（freeT3，freeT4）にホルモン活性があるため，freeT3とfreeT4の血中濃度の測定が臨床的に意義がある．

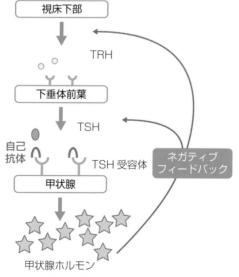

図 2-20　**ネガティブフィードバック機構**（バセドウ病）

表 2-40　甲状腺ホルモンが異常になる仕組み

原因（主要な疾患）	検査異常
甲状腺が自発的にホルモンを過剰産生 （バセドウ病）	甲状腺ホルモン上昇，TSH 低下，抗 TSH 受容体抗体陽性
甲状腺の破壊で貯蔵ホルモンが流出 （亜急性甲状腺炎）	甲状腺ホルモン上昇，TSH 低下，炎症反応
下垂体が過剰産生した TSH に反応 （下垂体 TSH 産生腫瘍）	甲状腺ホルモン上昇，TSH 上昇
甲状腺の炎症によるホルモン産生能の低下 （慢性甲状腺炎）	甲状腺ホルモン低下，TSH 上昇，抗甲状腺抗体陽性
下垂体の TSH の産生低下 （下垂体機能不全）	甲状腺ホルモン低下，TSH 低下

　甲状腺ホルモンは全身組織において，代謝の亢進，エネルギー産生，交感神経刺激などの広範な作用を有している．甲状腺ホルモンの濃度は下垂体前葉から分泌される甲状腺刺激ホルモン（TSH）によって調節されている．甲状腺ホルモンが増加すれば，ネガティブフィードバック機構によって TSH の分泌が低下し，甲状腺ホルモンは減少（正常化）する（図 2-20）．逆に甲状腺ホルモンが減少すれば，TSH の分泌が亢進して甲状腺ホルモンは増加（正常化）する．したがって，甲状腺機能を評価する最も鋭敏な検査は TSH の血中濃度といえる．

　この調節機構を逸脱して甲状腺ホルモンが増加した状態が甲状腺機能亢進症であり，減少した状態が甲状腺機能低下症である（表 2-40）．

疾患との関係

1. **バセドウ病**：甲状腺の TSH 受容体に対する自己抗体（抗 TSH 受容体抗体）が病的に産生され，それにより TSH 受容体が持続的に刺激されるために甲状腺ホルモンが持続的に分泌する．freeT3，freeT4 の血中濃度は上昇し，ネガティブフィードバック機構により TSH 濃度は低下する．TSH とは無関係に（抗 TSH 受容体抗体によって）甲状腺ホルモンの分泌が刺激されているため，TSH 濃度が低下しても甲状腺ホルモン濃度は上昇したままである．血清中に抗 TSH 受容体抗体が検出される．

2. **亜急性甲状腺炎**：甲状腺の炎症に伴う破壊によりホルモンが血中に流出する．freeT3，freeT4 の血中濃度は上昇する．ネガティブフィードバック機構により TSH 濃度は低下するが，TSH と無関係に（甲状腺の炎症によって）甲状腺ホルモンが流出しているため甲状腺ホルモン濃度は上昇したままである．赤沈亢進などの炎症所見が著明である．

3. **下垂体の TSH 産生腫瘍**：TSH の過剰産生により血中濃度は上昇し，その刺激で甲状腺ホルモン（freeT3，freeT4）は増加する．まれな疾患である．

4. **慢性甲状腺炎**：病期の進行に伴い甲状腺機能は低下し，freeT3，freeT4 の血中濃度は低下する．反応性に TSH 濃度は上昇するが，甲状腺は反応することができずに甲状腺ホルモン濃度を正常に復することができない．抗サイログロブリン抗体や抗 TPO 抗体が陽性である．

5. **下垂体機能不全**：TSHの産生不全により血中濃度は低下し，その結果としてfreeT3，freeT4の血中濃度も低下する．

＊ 多くの場合はfreeT3とfreeT4が併行して変動するので，日常診療ではfreeT4の測定のみでよい．まれにfreeT3のみが上昇するT3中毒症などがある．

副甲状腺ホルモン（PTH）　　　基準値 インタクトPTH：10～60pg/mL

:::: 臨床現場で必要なポイント ::::

カルシウム濃度に異常があるときの鑑別診断にPTHの測定は必須である．また，腎臓透析センターでは日常的に遭遇する検査である．

● PTHの説明と異常値になる仕組み

　　副甲状腺から分泌されるPTHは骨からのカルシウム遊離や腎臓でのカルシウム再吸収の促進などにより血中カルシウム濃度を上昇させる．副甲状腺の腺腫などからの過剰分泌でPTHが増加した状態が原発性副甲状腺機能亢進症であり，副甲状腺の障害でPTHが減少した状態が副甲状腺機能低下症である．なお，低カルシウム血症に対する反応でPTHは高値となった場合は続発性副甲状腺機能亢進症と呼ぶ（表2-41）．

● 疾患との関係

1. **原発性副甲状腺機能亢進症**：副甲状腺の腺腫などからの過剰分泌によりPTHの血中濃度は上昇し，高カルシウム血症を呈する．

2. **続発性副甲状腺機能亢進症**：慢性腎不全などによる低カルシウム血症に反応してPTHが増加する．

3. **副甲状腺機能低下症**：PTHの血中濃度は低下し，低カルシウム血症を呈する．

4. **悪性腫瘍**：腫瘍細胞がPTH関連タンパク（PTHに似た作用を持つタンパク）を産生して

表 2-41　**副甲状腺ホルモンが異常になる仕組み**

原因（主要な疾患）	検査異常
副甲状腺の腺腫がホルモンを過剰産生 （原発性副甲状腺機能亢進症）	副甲状腺ホルモン上昇，Ca ↑，P ↓
低カルシウムに反応して副甲状腺ホルモンを産生 （腎不全による続発性副甲状腺機能亢進症）	副甲状腺ホルモン上昇
腫瘍細胞が副甲状腺ホルモン関連タンパクを産生 （肺癌，成人T細胞白血病）	副甲状腺ホルモン関連タンパク，Ca ↑
副甲状腺のホルモン産生能の低下 （副甲状腺機能低下症）	副甲状腺ホルモン低下，Ca ↓，P ↑

高カルシウム血症を呈することがある．高カルシウム血症に反応してPTHは低下する．

＊インタクトPTH測定法は，PTHの断片もあわせて測定する．最近ではPTHの完全分子のみを測定することも可能となった（ホールPTH）．

2 副　腎

コルチゾール，副腎皮質刺激ホルモン（ACTH）

基準値 コルチゾール：5〜20μg/dL，ACTH：60pg/mL 以下

臨床現場で必要なポイント

クッシング症候群の検査であるが，内分泌疾患の専門科以外で遭遇することはまれである．

● コルチゾールと ACTH の説明と異常値になる仕組み

コルチゾールと副腎皮質刺激ホルモンを一括して捉えたほうが病態を理解しやすいので，ここではあわせて解説する．

コルチゾールは副腎皮質より分泌されるステロイドホルモンであり，糖代謝，脂肪代謝，免疫機構など多岐にわたって関与している．コルチゾールの濃度は下垂体前葉から分泌される副腎皮質刺激ホルモン（ACTH）によって調節されている．コルチゾールが増加すれば，ネガティブフィードバック機構によってACTHの分泌が低下し，コルチゾールは減少（正常化）する．コルチゾールが減少すれば，逆の反応が起きる．

この調節機構を逸脱してコルチゾールが増加した状態がクッシング症候群である（表2-42）．

● 疾患との関係

1. クッシング病：下垂体の腺腫などからの過剰分泌によりACTHの血中濃度が上昇し，その刺激でコルチゾールが増加する．

表 2-42　コルチゾールが異常になる仕組み

原因（主要な疾患）	検査異常
下垂体が過剰産生した ACTH に反応 （下垂体 ACTH 産生腫瘍：クッシング病）	コルチゾール上昇，ACTH 増加
副腎の腺腫がコルチゾールを過剰産生 （副腎性クッシング症候群）	コルチゾール上昇，ACTH 低下
腫瘍細胞が ACTH を産生（肺癌）	コルチゾール上昇，ACTH 増加
副腎のホルモン産生能の低下（アジソン病）	コルチゾール低下，ACTH 増加
下垂体の ACTH の産生低下（下垂体機能不全）	コルチゾール低下，ACTH 低下

2. **副腎性のクッシング症候群**：副腎の腺腫などからの過剰分泌によりコルチゾールの血中濃度は上昇し，反応性にACTHは減少する.

3. **異所性ACTH産生腫瘍**：肺癌などの腫瘍細胞による異常分泌によりACTHの血中濃度は上昇し，その刺激でコルチゾールが増加する.

4. **アジソン病**：副腎機能不全によりコルチゾールの産生は低下し，反応性にACTHは増加する.

5. **下垂体機能不全**：ACTHの産生不全により血中濃度は低下し，その結果としてコルチゾールの血中濃度も低下する.

* コルチゾールやACTHの血中濃度は日内変動や運動による変化が大きいので注意を要する.
* コルチゾールの代謝産物である17-OHCSの一日尿中排泄量は，コルチゾールの産生量や副腎皮質機能を簡便に知る方法として利用される.

アルドステロン 基準値 30〜160pg/mL

┌─ 臨床現場で必要な**ポイント** ───────────

アルドステロン症による二次性高血圧の症例は意外と多い．高血圧と低カリウム血症がある場合はアルドステロン濃度を検査するべきである.

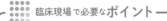 アルドステロンの説明と異常値になる仕組み

アルドステロンは副腎皮質より分泌され，ナトリウム貯留とカリウム排泄の作用があり，血圧の維持に重要な役割を演じている．レニン・アンジオテンシン系の刺激により分泌が亢進する．副腎の腺腫などによる過剰分泌によりアルドステロンが高値となった状態が原発性アルドステロン症であり，レニンの増加に反応してアルドステロンが高値となった状態が続発性アルドステロン症である（表2-43）.

表 2-43　アルドステロンが異常になる仕組み

原因（主要な疾患）	検査異常
副腎の腺腫がアルドステロンを過剰産生 （原発性アルドステロン症）	アルドステロン上昇，レニン低下，K↓
過剰産生されたレニンに反応 （腎動脈狭窄による続発性アルドステロン症）	アルドステロン上昇，レニン上昇，K↓
副腎のホルモン産生能の低下（アジソン病）	アルドステロン低下，K↑

● 疾患との関係

1. 原発性アルドステロン症：副腎の腺腫などにより過剰分泌されてアルドステロンの血中濃度が上昇する．レニンは低値である．低カリウム血症と高血圧を呈する．

2. 続発性アルドステロン症：腎動脈狭窄などによりレニン分泌が高まり，アルドステロンの産生が亢進する．レニンとアルドステロンともに高値となる．

3. アジソン病：副腎機能不全によりアルドステロンの産生低下，血中濃度は低値となる．

その他の検査

尿中カテコールアミン

基準値 アドレナリン：15 μg/日以下，ノルアドレナリン：120 μg/日以下

＊ 副腎髄質の腫瘍である褐色細胞腫で尿中の排泄量が増加する．

3 下垂体，その他

抗利尿ホルモン（ADH）　　基準値 0.3〜4.0 pg/mL

> ⋯⋯⋯ 臨床現場で必要な**ポイント**
>
> 日常診療で遭遇することは少ないが，著明な多尿や低ナトリウム血症を認める患者では，病態を解明するうえで重要な検査となる．

● ADH の説明と異常値になる仕組み

ADHは下垂体後葉から分泌され，腎臓での水分の再吸収を促進する．塩分摂取などで血漿浸透圧が高まるとADHの分泌が増加する．ADHの分泌状態を正しく評価するためには血漿浸透圧を同時に測定する必要がある．ADHはバソプレシンとも呼ばれる．癌細胞などがADHを異常分泌して血中濃度が上昇したものがADH不適合分泌症候群（SIADH）であり，下垂体からのADHの分泌不全が中枢性尿崩症である．

● 疾患との関係

1. 中枢性尿崩症：ADHの分泌不全より著明な多尿を呈する．完全型では常にADHの血中濃度が定値であるが，部分型では（一見，基準範囲内であっても）血漿浸透圧の高さの割に低値を示す．

2. ADH不適合分泌症候群（SIADH）：肺小細胞癌などからADHが異常に分泌され，ADHの血中濃度は上昇する．低ナトリウム血症が特徴的である．

その他の検査

成長ホルモン（GH）　　基準値　1.0ng/mL以下（男性），5.0 ng/mL以下（女性）

＊下垂体前葉から分泌される．GH産生腫瘍（巨人症，先端巨大症）では高値，下垂体性低身長では低値を示す．

プロラクチン（PRL）　　基準値　1～10ng/mL（男性），1～15 ng/mL（女性）

＊下垂体前葉から分泌される．プロラクチン産生腫瘍（プロラクチノーマ）で高値となる．無月経や乳汁分泌を認める．

ヒト脳性ナトリウム利尿ペプチド（BNP）　　基準値　18.4pg/mL未満

＊心不全の重症度に比例して上昇する．通常，BNPと略語で呼ぶ．

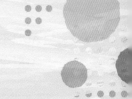

7 腫瘍マーカー

1 総 論

腫瘍マーカーは悪性腫瘍の診断や経過観察などに医療現場でしばしば使用される．ただし，以下の点に注意が必要である．

①腫瘍マーカーの感度は100％ではない（腫瘍マーカーが陰性でも，悪性腫瘍が隠れている可能性がある）．

②腫瘍マーカーの特異度は100％ではない（腫瘍マーカーが陽性でも，悪性腫瘍ではない可能性がある）．

③臓器に特異的な腫瘍マーカーは少ない（腫瘍マーカーのみでは，どの臓器の腫瘍かは特定できない．ただし，PIVCA-Ⅱ，PSAは比較的臓器特異性が高い）．

④早期から陽性となる腫瘍マーカーは少ない（早期診断には役に立たない．ただし，AFP，PSAは例外的に早期から上昇する）．

2 各 論

αフェトタンパク（AFP） 基準値 10 ng/mL 以下

┄┄┄┄ 臨床現場で必要な**ポイント** ┄┄┄┄

肝細胞癌の早期診断，経過観察，治療効果の判定に使用する腫瘍マーカーである．慢性肝炎や肝硬変では肝細胞癌の早期発見のため定期的に測定することが多い．肝臓疾患の診療科では頻回に耳にするはずである．

● AFP の説明と異常値になる仕組み

健康な成人の血液中にAFPはほとんど存在しない．肝細胞癌の患者では癌細胞がAFPを産生するため，病状の進行に従って血中濃度が上昇する．肝炎や肝硬変の患者でも肝細胞の再生に伴ってAFPの血中濃度が上昇することがある．また，胎児の肝細胞はAFPを産生するので，妊婦では妊娠8ヵ月頃をピークにAFPが検出される．

● 疾患との関係

1. 肝細胞癌：腫瘍径2cm以下の早期例でも約半数の症例でAFPは20〜200 ng/mLと高値

を示す．腫瘍の増大に伴い，数万〜数十万 ng/mL まで増加する．治療により腫瘍が縮小すれば AFP も低下する．したがって，肝細胞癌の早期診断，経過観察，治療効果の判定に有用である．ただし，AFP が上昇しない肝細胞癌の症例もあるので注意を要する．

2. **急性肝炎**：回復期に AFP が増加する．

3. **慢性肝炎，肝硬変**：経過中に AFP が 20 〜 200 ng/mL 程度の増加を示すことがある．

4. **肝芽腫，卵黄嚢腫瘍**：ほぼ全例で AFP が著増する．

＊ AFP-L3 は AFP を糖鎖の違いにより分画したものであり，肝細胞癌に特異性が高いとされている．AFP-L3 の上昇は（慢性肝炎や肝硬変の肝細胞再生ではなく）肝細胞癌の発生を示唆している．通常 15 ％以上を AFP-L3 陽性として対応する．AFP-L3 陽性例は一般に悪性度が高く，予後不良である．

＊ 臨床現場では「アルフェト」と呼ぶ医療スタッフも多い．

癌胎児性抗原（CEA）　　基準値 5 ng/mL 以下

臨床現場で必要なポイント

消化器癌や肺癌で使用する代表的な腫瘍マーカーである．臓器特異性は低いため，CEA 高値だけではどの臓器の腫瘍であるかはわからない．通常，CEA と略語で呼ぶ．

CEA の説明と異常値になる仕組み

病理学的に腺癌である癌細胞が CEA を産生するために血中濃度が上昇する．

疾患との関係

1. **大腸癌**：約 80％ の症例で CEA が高値となる．治療効果の判定などに有用である．早期癌では基準値の範囲であることが多いため，早期診断には役に立たない．大腸癌の早期診断には便潜血反応や内視鏡検査などが重要である．

2. **胃癌**：約 30 〜 40％ の症例で CEA が高値となるが，早期診断には役に立たない．

3. **膵臓癌**：CA19-9 の上昇も伴う場合は膵臓癌を疑う．

4. **肺癌**：腺癌の症例では半数以上で CEA が高値となる．早期診断には役に立たない．

5. **甲状腺髄様癌**：甲状腺腫瘍があり CEA とカルシトニンの上昇を伴う場合は髄様癌の可能性が高い．

＊ 喫煙者や高齢者では悪性腫瘍がなくても CEA が高値となることがあるので注意を要する．
＊ 胸水・腹水中の CEA 濃度を測定して癌性胸膜炎・腹膜炎の診断に利用することもある．

糖鎖抗原19-9 (CA19-9)　　基準値 37U/mL以下

┌─ 臨床現場で必要な**ポイント** ─
膵臓癌の腫瘍マーカーとして広く知られている．通常，CA19-9と略語で呼ぶ．
└─

● CA19-9 の説明と異常値になる仕組み

　CA19-9は膵管や胆管などに存在する糖鎖抗原で，それらの癌化により血中濃度が上昇する．癌による胆管閉塞をきたすとCA19-9はさらに上昇する．

● 疾患との関係

1. **膵臓癌**：約80％の症例でCA19-9が高値となる．治療効果の判定などに有用であるが，早期癌では基準値の範囲であることが多いため，早期診断には役に立たない．
2. **胆道癌**：約80％の症例でCA19-9が高値となる．早期診断には役に立たない．
3. **大腸癌，胃癌**：約30％の症例でCA19-9が高値となる．
4. **卵巣嚢腫**：良性腫瘍で上昇することがあるので注意を要する．

＊ 喫煙者ではCA19-9が軽度高値となることがある．

前立腺特異抗原 (PSA)　　基準値 4ng/mL以下

┌─ 臨床現場で必要な**ポイント** ─
前立腺癌の診断と経過観察に有用な腫瘍マーカーである．早期より血中濃度が上昇するため，人間ドックの項目に組み込まれていることが多い．通常，PSAと略語で呼ぶ．
└─

● PSA の説明と異常値になる仕組み

　PSAは前立腺細胞のみによってつくられる糖タンパクであり，血中濃度が上昇するのは前立腺疾患に限られる．

● 疾患との関係

1. **前立腺癌**：早期よりPSAの血中濃度が高値となる．前立腺癌が存在する可能性は軽度上昇（PSA 4〜10ng/mL）で約25％，中等度上昇（PSA 10〜20ng/mL）で50％以上である．軽度上昇時に前立腺肥大と鑑別するには，遊離型PSA値/総PSA値を計算して

低値であるほど前立腺癌の可能性が高い．前立腺癌の進行に伴いPSAは上昇する．

2. **前立腺肥大，前立腺炎**：PSAの血中濃度は高値となるが，高度上昇（20 ng/mL以上）することは少ない．

その他の検査

PIVKA-Ⅱ 基準値 40 mAU/mL未満

＊ 肝細胞癌の患者の約60％の症例で血中濃度が上昇する．とくにAFP陰性の症例で腫瘍マーカーとして利用価値が高い．通常，ピブカ・ツーと呼ぶことが多い．

CA125 基準値 35 U/mL以下

＊ 卵巣癌の患者の約80％の症例で血中濃度が上昇する．子宮内膜症や卵巣嚢腫でも軽度上昇することがある．

SCC 基準値 1.5 ng/mL以下

＊ 病理学的に扁平上皮癌（肺癌，食道癌，子宮頸癌，皮膚癌）の症例で血中濃度が上昇する．

NSE 基準値 16 ng/mL以下

＊ 肺癌（小細胞癌）や小児神経芽細胞腫の症例で血中濃度が上昇する．

CYFRA 基準値 3.5 ng/mL以下

＊ 肺癌のうちとくに非小細胞癌（腺癌，扁平上皮癌，大細胞癌）の症例で血中濃度が上昇する．通常，シフラと呼ぶことが多い．

KL-6 基準値 500 U/mL未満

＊ 線維化のマーカーである．間質性肺炎（肺線維症）で病勢に伴い血中濃度が上昇する．

8 感染症検査

1 細菌検査

| 塗抹検査，培養検査 | 基準値 血液：陰性，尿：細菌数 10^5/mL 未満（この範囲であれば外陰部の常在菌混入の可能性が高い），喀痰・咽頭液・便：常在菌 |

臨床現場で必要なポイント

感染症では原因菌を同定することが適切な治療を行ううえで重要である．塗抹検査や培養検査は臨床検査技師や医師が行うが，検体（サンプル）の採取は看護師が主に関与する．

検体採取

1. **喀痰**：水でうがいをさせた後に，滅菌カップに喀痰を採取する．喀痰が出にくいときは，超音波ネブライザーやタッピングなどで喀痰を誘発する．
2. **咽頭**：水でうがいをさせた後に，滅菌綿棒で咽頭や扁桃腺の発赤部分や膿栓の付着部分をぬぐう．採取後は綿棒を滅菌試験管などに入れて乾燥を防ぐ．
3. **尿**：尿道口を消毒し，中間尿を滅菌カップに採取する．
4. **便**：無菌操作は不要だが，乾燥を防ぐために採便カップはすぐに蓋をする．
5. **血液**：採血部位を消毒して，無菌的手技を行う．動脈採血でも静脈採血でも菌の検出率に差はない．2種類の血液培養ボトル（好気性菌用，嫌気性菌用）に血液を注入して緩徐に転倒混和する．保存する場合は37℃の孵卵器に入れる．

塗抹検査

塗抹検査は迅速に病原菌を推定することができ，初期治療に応用することができる．

採取した検体の一部をスライドグラスに塗りつけて，乾燥・固定して，目的とする菌に応じた染色を行って顕微鏡で観察する．通常の一般細菌ではグラム染色を，結核菌を疑う場合は抗酸菌染色（チール・ネールゼン染色）を行う（図2-21）．一般細菌ではグラム陽性（青色に染まる）であるか，グラム陰性（赤色に染まる）であるか，形態は球菌か桿菌か，などで病原菌を推定することができる．結核菌ではチール・ネールゼン染色で抗酸菌が観察されれば，塗抹陽性と判断され，菌数をガフキー号数や簡易法で表記する．

培養検査，感受性検査

病原菌を確定し，薬剤感受性試験を行うためには細菌培養が必要である．

採取した検体の一部を目的とする菌に応じた培地（一般細菌：寒天培地，結核菌：小川

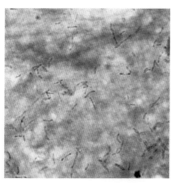

図 2-21　喀痰の塗抹検査
結核菌，チール・ネールゼン染色.

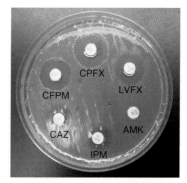

図 2-22　薬剤感受性試験
緑膿菌のディスク法.

（写真提供：山本 剛）

培地，真菌：サブロー培地など）を使って，適切な条件で培養する．数日後に培地上の細菌の発育形態や生化学的性状によって菌を同定する．

培養時に抗菌薬を含む種々のディスクを培地上に置き，ディスク周囲の菌の発育阻止円を観察することで薬剤感受性を判定する（図2-22）．

結核の診断に特有な検査　基準値 培養・塗抹：陰性，血清診断：陰性，ツベルクリン反応：BCG接種により免疫獲得した人は陽性

> ●●●●●● 臨床現場で必要な**ポイント**
>
> 結核は感染症法 2 類に分類される感染症であり，飛沫核感染するために排菌患者が発見されると病院中が対応に追われることになる．予防法や治療法だけでなく，検査法についても医療スタッフは十分な知識を持つべきである．

● PCR 法

喀痰や胃液などを検体として前項の塗抹染色や培養検査を行って，結核菌が証明されれば結核の診断が下される．しかし，結核菌が少量の場合は塗抹染色で検出は困難であり，培養結果が判明するには日数が必要である．そこで，結核菌が有する特定の遺伝子配列の一部分を増幅して検出する PCR法（ポリメラーゼ連鎖反応）などが使用される．微量な結核菌を迅速に検出できるだけでなく，非定型抗酸菌との鑑別が可能である．

● 血清診断

これまで結核の補助診断としてツベルクリン反応が頻用されてきた．しかし，BCG接種により結核菌に対する細胞性免疫を獲得した人は，ツベルクリン反応が陽性になる．した

がって，BCG接種が広く普及しているわが国では，ツベルクリン陽性だけでは結核菌の感染を意味しない（弱陽性が強陽性に変化した場合などは結核菌の感染を示唆する）.

血清診断のクオンティフェロンは患者血液に結核菌抗原を添付して培養し，リンパ球が産生するインターフェロンγを測定することで，結核菌の感染を判定する. BCG接種の影響を受けず，迅速に結果が判明するため，結核の補助診断として頻用されている.

ADA

胸水貯留を認めた場合に，胸水中のアデノシンデアミナーゼ（ADA）の濃度が高ければ結核性胸膜炎の可能性が高い.

ヘリコバクター・ピロリ菌の検査

基準値 陰性

カルテ略語：ピロリ菌 *H.pylori* または HP

> 臨床現場で必要なポイント
>
> ヘリコバクター・ピロリ菌（以下，ピロリ菌）の感染は胃・十二指腸潰瘍や胃癌の元凶であり，消化器内科だけでなくさまざまな臨床現場で耳にするはずである. 数種類の検査法があるので，違いを整理して欲しい.

ピロリ菌の説明と異常値になる仕組み

ピロリ菌は経口感染であるため，社会の衛生環境の悪さと感染率の高さが相関する. 日本人の中高年は（幼少期の衛生環境が悪かったので）半数以上が陽性であるが，若年者の感染率は20％程度である. ピロリ菌感染者は胃・十二指腸潰瘍や胃癌の発生率が高く，胃MALTリンパ腫や特発性血小板減少性紫斑病などの発症とも関係がある. そのため，ピロリ菌感染があれば除菌療法が勧められる.

ピロリ菌感染の検査法として，内視鏡を必要とする検査と必要としない検査に大別される. 内視鏡検査による生検組織を利用した方法としては，①迅速ウレアーゼ法，②鏡検法，③培養法がある. 迅速ウレアーゼ法は迅速性に優れ簡便であること，鏡検法は組織診断（炎症の有無など）が同時にできること，培養法は菌株の同定や薬剤感受性試験ができることなどの利点がある. いずれも感染診断には有用であるが，内視鏡検査が必要であるため侵襲的であり，除菌療法後の効果判定には適していない.

内視鏡を必要としない方法としては，①尿素呼気試験，②抗体検査，③便中抗原検査がある. 尿素呼気試験は感度，特異度ともに高く，非侵襲的であるのでピロリ感染の診断や治療効果の判定に頻用される. 空腹時に ^{13}C で標識した尿素を内服させ，胃内にピロリ菌が存在すればウレアーゼ活性により尿素が分解されて呼気中の ^{13}C を含む二酸化炭素が増加す

る．定量性があることも利点である．抗体検査は血中や尿中の抗体を調べる．簡便であるが抗体陰性化には時間がかかるので，除菌後の早期判定には適さない．便中抗原検査は小児などで利用される．

● 疾患との関係

1. 胃・十二指腸潰瘍：胃潰瘍患者の約80％，十二指腸潰瘍患者の約90％がピロリ菌に感染しているといわれている．健常者の陽性率より有意に高い値であり，潰瘍の発生にピロリ菌が関与していることを示唆している．

2. 胃癌：胃癌患者の約90％がピロリ菌に感染しているといわれている．健常者の陽性率より有意に高い値である．

＊ プロトンポンプ阻害薬を使用している場合は，偽陰性（ピロリ菌が存在するのに陰性と判断される）となる可能性があるので，1ヵ月の薬剤休止後に検査をするのが望ましい．ただし，抗体検査はプロトンポンプ阻害薬の影響を受けない．

迅速検査

肺炎球菌抗原 （基準値）陰性

＊ 尿を検体とする．肺炎球菌の感染（肺炎）で陽性となる．感度が約80％，特異度が約90％と優れた迅速検査である．肺炎治癒後も数ヵ月は陽性となるので注意を要する．

A群溶連菌抗原 （基準値）陰性

＊ 咽頭ぬぐい液を検体とする．A群溶連菌の感染（咽頭扁桃炎）で陽性となる．A群溶連菌を常在菌として保有する人もいるので，病原菌であるか否かは臨床症状や血清抗体価の上昇とあわせて診断する．

マイコプラズマIgM抗体（免疫クロマト法） （基準値）陰性

＊ 血清を検体とする．マイコプラズマの感染で陽性となる．感染後は半年から1年間は陽性が続くため，現在の感染症の原因菌であるとは必ずしもいえない．定量的に判定できるELISA（酵素免疫測定法）法もある．

2　ウイルス検査

肝炎ウイルスの検査　　**基準値** 肝炎ウイルスの感染や既往およびワクチン接種がなければ陰性

カルテの略語：A 型肝炎ウイルス **HAV**，B 型肝炎ウイルス **HBV**，C 型肝炎ウイルス **HCV**，肝硬変 **LC**，肝細胞癌 **HCC**

> ┈┈┈ 臨床現場で必要な**ポイント** ┈┈┈
>
> 肝炎ウイルスによる肝障害（急性肝炎，慢性肝炎，肝硬変，肝臓癌）患者や無症候性キャリアは臨床現場で多く遭遇する．針刺し事故による院内感染を予防するためにも，すべての診療科の医療スタッフは肝炎ウイルスに関する正しい知識を持つべきである．肝炎ウイルス検査にはさまざまな種類があるが，少なくとも A 型肝炎では IgM-HA 抗体，B 型肝炎では HBs 抗原と抗体および HBe 抗原と抗体，C 型肝炎では HCV 抗体について理解して欲しい．

● 肝炎ウイルス検査の説明と異常値になる仕組み

　　ウイルス性肝炎は肝炎ウイルス（A 型～E 型）や EB ウイルスなどの感染によって引き起こされるが，日常診療で経験する大多数の患者は A 型肝炎ウイルスによる A 型肝炎，B 型肝炎ウイルスによる B 型肝炎，C 型肝炎ウイルスによる C 型肝炎のいずれかである（表 2-44）．

　　A 型肝炎ウイルスの感染から A 型急性肝炎を発症するまでの潜伏期は 2～6 週間である．発症の前後より血液中の IgM-HA 抗体が陽性となり，2 週間前後でピークとなって 3～6 ヵ

表 2-44　ウイルス性肝炎

	A 型肝炎	B 型肝炎	C 型肝炎
感染経路	経口（飲料水，生カキ）	母子感染，性行為，針刺し	針刺し，刺青
ワクチン	あり	あり	なし
経　過	安静にてほとんどの症例が自然治癒する	ほとんどの症例が治癒するが，1～2％ で劇症化する．乳幼児期の感染では無症候性キャリアとなり，10％ が将来的に慢性肝炎となる．	60～70％ の症例で慢性化する（慢性肝炎→肝硬変→肝臓癌）

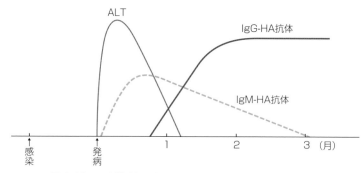

図 2-23　A 型急性肝炎のウイルスマーカーの経時的変化

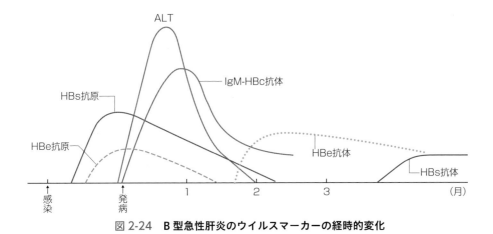

図 2-24　**B 型急性肝炎のウイルスマーカーの経時的変化**

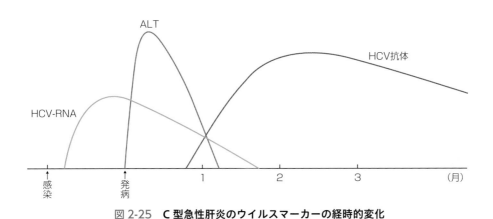

図 2-25　**C 型急性肝炎のウイルスマーカーの経時的変化**

月で陰性化する．IgG-HA 抗体は IgM-HA 抗体より 1 ヵ月ほど遅れて陽性となり，中和抗体として終生検出される．ほとんどの症例が慢性化せずに治癒する（図2-23）．

　　乳幼児期に母親からの経産道感染などで B 型肝炎ウイルスに感染した人は，免疫寛容状態のためウイルスに対する抗体を産生することができない．この時点では，B 型肝炎ウイルスの存在を意味する HBs 抗原が陽性で，ウイルスの増殖量と相関する HBe 抗原も陽性である．抗体は産生できないので，HBs 抗体と HBe 抗体は陰性である．この状態を B 型肝炎ウイルスの無症候性キャリアと呼ぶ．キャリアの多くは成人期に肝炎を起こして，HBe 抗原は陰性化して HBe 抗体が陽性となる（セロコンバージョン）．HBs 抗原は陽性のままであり，キャリアの 10 ～ 20 ％が慢性肝炎，肝硬変，肝臓癌と進行する．

　　一方，成人となって性感染症などで B 型肝炎ウイルスに初めて感染して発症するのが B 型急性肝炎である．発症前後より HBs 抗原と HBe 抗原は陽性となる．IgM-HBc 抗体も陽性である．経過とともに HBe 抗原が消失して HBe 抗体が出現する．その後に HBs 抗原が消失して，中和抗体である HBs 抗体が出現する．B 型急性肝炎はほとんどの症例が慢性化せずに治癒する（図2-24）．

表 2-45　肝炎ウイルスの検査

	陽性は何を意味するか？	陽性を示す疾患
IgM-HA 抗体	HAV の初感染	A型急性肝炎
HBs 抗原	HBV に感染している	B型急性肝炎，B型肝炎キャリア
HBs 抗体	HBV に中和抗体ができた	B型急性肝炎の治癒後，ワクチン接種後
HBc 抗体	HBV に感染した既往あり	低力価：B型急性肝炎の治癒後 高力価：B型肝炎キャリア
HBe 抗原	HBV の増殖が盛ん（感染力が強い）	B型急性肝炎，B型肝炎キャリア（セロコンバージョン前）
HBe 抗体	HBV の増殖が減った（感染力が弱い）	B型急性肝炎の治癒後，B型肝炎キャリア（セロコンバージョン後）
HCV 抗体	HCV に感染している	C型肝炎（急性肝炎，慢性肝炎，肝硬変，肝臓癌）

　キャリア発症の肝炎とB型急性肝炎の鑑別が問題になることも多い．キャリア発症の場合は一般にHBc抗体が高力価陽性（ただし，IgM-HBc抗体は陰性か低力価陽性）とされているが，近年は測定法の変遷などもあり評価は一定していない．臨床経過で鑑別することが現実的である．

　HBV-DNA検査はB型肝炎ウイルスのウイルス量の測定などに利用される．

　C型肝炎ウイルスに感染すると，60〜70％の症例で慢性肝炎，肝硬変，肝臓癌と進行する．C型肝炎の感染者は血液中のHCV抗体が陽性となる．現在の第3世代HCV抗体測定系では100％に近い感度と特異度が得られる．HCV抗体は中和抗体ではないため，抗体の存在が肝炎の治癒を意味するものではない．また，C型急性肝炎でHCV抗体が陽性となるのは発症から数週間後であるため，病初期ではHCV抗体が陰性の場合もあるので注意を要する（図2-25）．

　HCV-RNA検査はC型急性肝炎の病初期の診断や，C型肝炎ウイルスのウイルス量の測定に利用される．

　代表的な肝炎ウイルスの検査を表2-45にまとめた．

疾患との関係

1. A型急性肝炎：AST・ALTの著明高値や黄疸を認め，IgM-HA抗体が陽性であればA型急性肝炎と診断できる．ほとんどの症例が特別な治療をすることなく治癒する．

2. B型急性肝炎：AST・ALTの著明高値や黄疸を認め，HBs抗原が陽性であればB型急性肝炎あるいはキャリア発症の肝炎と診断できる．B型急性肝炎では経過とともにHBs抗原が消失してHBs抗体が出現する．ほとんどの症例が特別な治療をすることなく治癒する．

3. B型肝炎のキャリア：HBs抗原が陽性で，HBs抗体は陰性である．最初はHBe抗原が陽性でHBe抗体は陰性であり，セロコンバージョン後はHBe抗原が消失してHBe抗体が出現する．HBc抗体が高力価陽性である．肝炎を発症するとAST・ALTは高値を呈する．10〜20％の症例が慢性肝炎，肝硬変，肝臓癌と進行する．

4. C型急性肝炎：AST・ALTの著明高値や黄疸を認め，HCV抗体が陽性であればC型急性肝炎と診断できる．ただし，HCV抗体が陽性化するには発症から数週間を要する

ため，病初期はHCV抗体が陰性であっても，C型急性肝炎は否定できない．60〜70％の症例が慢性肝炎，肝硬変，肝臓癌と進行する．

ヒト免疫不全ウイルス (HIV) の検査

基準値 陰性

> :::: 臨床現場で必要なポイント ━━━━
>
> HIV感染は世界的に深刻な医療問題の一つであり，わが国における感染者数も増加の一途をたどっている．HIV検査は患者のプライバシーに配慮して実施や報告を行う必要がある．

● HIV の説明と異常値になる仕組み

HIVは後天性免疫不全症候群（AIDS）の原因ウイルスであり，主に同性間や異性間の性行為によって感染する．HIV感染の検査にはHIVに対する抗体を検出する方法と，ウイルスを直接に検出する方法がある．

スクリーニング検査としてはELISA法（酵素免疫測定法）あるいはPA法（ゼラチン粒子凝集法）による抗体検査を行う．非常に高い感度で抗体を検出することができるが，感染から4〜8週以内は抗体が産生されていない時期（ウインドウ期）があるため注意を要する．スクリーニングの抗体検査が陰性であっても，感染リスクがある場合はウインドウ期である可能性を考えて期間をあけて再検査を行うべきである．

スクリーニング検査はまれに偽陽性があるため，スクリーニング陽性者に対してはウェスタンブロット法による抗体検査あるいはRT-PCR法によるウイルス検出によりHIV感染の確認を行う．

● 疾患との関係

1. **HIV感染症**：HIVに対する抗体検査やウイルス検査が陽性となる．感染後の数年〜10年は無症候期であるが，しだいにCD4陽性Tリンパ球が減少し，免疫能が低下してAIDSを発症する．

新型コロナウイルス (SARS-CoV-2) の検査

基準値 陰性

> ∷∷∷∷ 臨床現場で必要な**ポイント**
>
> 新型コロナウイルス感染症 (COVID-19) の対策は世界中の緊急課題であり，医療現場においてすべての医療スタッフは検査法の違いを理解して，感染者に対して適切な対応を行う必要がある．

新型コロナウイルスの説明と異常値になる仕組み

新型コロナウイルスは主に飛沫感染と接触感染により感染し，数日～2週間の潜伏期を経て，発熱，呼吸器症状，味覚障害などを発症する．無症状の例もあるが，重症例では肺炎を起こして致死的なこともある．

新型コロナウイルス感染の検査法として，PCR検査，抗原検査，抗体検査などがある．検査法の有用性の解析や新しい検査法の開発は進行中である．ここでは検査法の違いを概説するが，検査法の詳細や最新情報には絶えず注意を払って欲しい．

PCR検査と抗原検査は新型コロナウイルスに感染しているか（現在，生体内にウイルスがいるか）どうかを調べる検査である．鼻咽頭ぬぐい液や唾液を検体とする．特異度が高い（偽陽性はほとんどない）ため，陽性であれば感染者として対応する．感度はやや劣る（偽陰性がある）ため，陰性であっても感染者である可能性を考えて注意深い経過観察や再検査が必要である．

PCR検査は検体のなかの新型コロナウイルス遺伝子を増幅させるため，少量のウイルスでも検出できる．特定の検査機関で検査を行う必要があり，結果判明に数時間は必要である．抗原検査は新型コロナウイルスの持つ特有のタンパクを検出する．PCR検査より感度は低いが，30分程度で結果が判明する．とくに抗原定性検査（抗原検査キット）は医療機関など検体採取場所で結果の判定が可能である．

一方，抗体検査は新型コロナウイルス感染の既往があるか（過去にウイルスがいたか）どうかを調べる検査である．ワクチン接種者も陽性となる．採血して血液中の抗体の有無を調べる．感染の診断目的ではなく，疫学調査として利用されることが多い．感染者やワクチン接種者の抗体が検出されるまでの期間は個人によって差があり，実態は調査研究中である．

疾患との関係

1. COVID-19：PCR検査で感度は90％前後，特異度はほぼ100％である．

ウイルス感染症の抗体検査

▸ 臨床現場で必要な**ポイント**

抗体検査の方法には複数の種類がある．検査法のおおまかな違いを理解して欲しい．

● 抗体検査の説明

　ウイルス感染症の診断には，ウイルスに対する免疫反応で産生された抗体の力価（ウイルス抗体価）を利用することが多い．ペア血清による診断では，感染症の早期と回復期の血清で目的とするウイルスの抗体価を測定し，4倍以上の上昇を認める場合に，そのウイルスによる感染症と診断する．

　ペア血清の抗体検査で利用される測定法には補体結合反応（CF法）や赤血球凝集抑制試験（HI法）がある．一般に感度の点でCF法よりHI法のほうが優れている．しかし，HI法は動物の血球が必要など煩雑である．

　酵素抗体法（EIA法）は非常に感度が高く，免疫グロブリン別の測定ができる．EIA-IgMは初感染の診断に有用であり，ペア血清での測定を必要としないので便利である．EIA-IgGは既感染による免疫能獲得の有無を知ることができ，ワクチン接種の目安となる．ワクチン接種後の効果判定にも利用することができる．なお，ELISA法（酵素免疫測定法）はEIA法の一種である．

迅速検査

インフルエンザウイルス抗原　基準値 陰性

＊ 鼻咽頭粘液を検体とする．発症後1〜2日は感度が高いが，発症直後は偽陰性も多い．A型とB型の判定も可能である．

ノロウイルス抗原　基準値 陰性

＊ 便を検体とする．感染力が強いので，検体からの二次感染に注意する．

9 穿刺液や生検による検査

1 総論

　穿刺や生検は侵襲的な検査であるため，適応を十分に考える必要がある．検査前には患者に主治医から検査の目的，危険性，代替え案など書面で説明し，患者が納得したうえで同意書を得る．このインフォームド・コンセントの際には看護師らも立ち会い，説明内容などを看護記録などに記載する．検査前の患者の不安を取り除き，検査の介助を行い，検査後の容体観察をするなど医療スタッフの役割は重大である．

2 各論

動脈血ガス分析

基準値 $PaCO_2$：35〜45mmHg，PaO_2：80〜100mmHg，pH：7.35〜7.45，HCO_3^-：22〜26mEq/L，BE：−2〜2mEq/L

カルテの略語：動脈血ガス分析 血ガス

> 臨床現場で必要なポイント
>
> 動脈血ガスは呼吸状態や酸塩基平衡の評価に必須の検査であり，呼吸器内科やICUでは頻回に実施される．動脈採血は医師が行うが，データの読み方は医療スタッフも理解しておく必要がある．

動脈血ガスの説明と異常値になる仕組み

　肺胞でガス交換（血液中の二酸化炭素を空気中に排出し，空気中の酸素を血液中に取り込む）を行うためには，呼吸運動によって肺胞内に外気の出入りがあること，肺胞の毛細血管に血液の流れがあること，肺胞壁を通して二酸化炭素と酸素のやりとりがあることの3条件（換気，血流，拡散）が必要である．

　このガス交換が障害されると，動脈血の二酸化炭素分圧（$PaCO_2$）が上昇し，酸素分圧（PaO_2）は低下する．慢性閉塞性肺疾患（COPD）や呼吸中枢障害などによる肺胞低換気が代

表2-46　動脈血ガスが異常になる仕組み

原因（主な疾患）	検査異常
肺胞での拡散障害，換気血流不均衡 （Ⅰ型呼吸不全：間質性肺炎，肺血栓塞栓症）	$PaCO_2 \rightarrow$，$PaO_2 \downarrow$
肺胞での換気障害 （Ⅱ型呼吸不全：慢性閉塞性肺疾患，呼吸中枢障害）	$PaCO_2 \uparrow$，$PaO_2 \downarrow$

表的な例である（Ⅱ型呼吸不全）（表2-46）.

ただし，間質性肺炎などで肺胞での拡散障害が主の場合は，PaO_2は低下するが，二酸化炭素は酸素より拡散能が高いので$PaCO_2$は上昇しない（Ⅰ型呼吸不全）（表2-46）.

なお，PaO_2の基準値は加齢とともに低下し，高齢者では80〜90 mmHgである．臨床現場ではパルスオキシメータで非侵襲的に測定する経皮的酸素飽和度（SpO_2）で代用することが多い．パルスオキシメータは医療スタッフが使用することも多く，使用法はp.9に解説している.

酸塩基平衡の説明と異常値になる仕組み

生体は組織で産生された水素イオンを，肺から呼気中に排泄（呼吸性調節）し，腎臓から尿中に排泄（代謝性調節）している．この結果，動脈血の水素イオン指数（pH）は7.4前後の非常に狭い範囲で維持されている（図2-26）.

生体内に水素イオンが溜まって酸性に傾こうとする病態をアシドーシスと呼ぶ．水素イオンの呼気中への排泄障害によって生じる呼吸性アシドーシスと，水素イオンの過剰産生や尿中への排泄障害によって生じる代謝性アシドーシスがある．逆に，水素イオンが減少してアルカリ性に傾こうとする病態をアルカローシスと呼ぶ．水素イオンの呼気中への排泄過剰によって生じる呼吸性アルカローシスと，水素イオンの嘔吐物への過剰排泄によって生じる代謝性アルカローシスがある.

上述のように$PaCO_2$は肺胞換気能を反映するので，呼吸性アシドーシスでは上昇し，呼

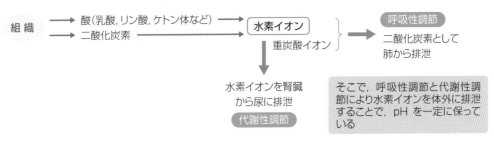

図 2-26　酸塩基平衡の調節

表 2-47　酸塩基平衡が異常になる仕組み

原因（主要な疾患）	検査異常
呼気中への水素イオンの排泄障害（Ⅱ型呼吸不全）	pH↓（呼吸性アシドーシス），$PaCO_2$↑
呼気中への水素イオンの過剰排泄（過換気症候群）	pH↑（呼吸性アルカローシス），$PaCO_2$↓
水素イオンの過剰産生（糖尿病性ケトアシドーシス）	pH↓（代謝性アシドーシス），BE↓
尿中への水素イオンの排泄障害（腎不全）	pH↓（代謝性アシドーシス），BE↓
嘔吐物への水素イオンの排泄（嘔吐）	pH↑（代謝性アルカローシス），BE↑

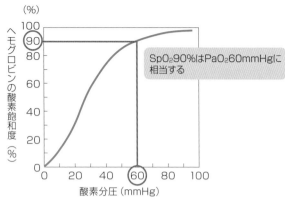

図 2-27　酸素飽和度と動脈血酸素分圧

吸性アルカローシスでは低下する．重炭酸イオン濃度（HCO_3^-）と base excess（BE）も酸塩基平衡の指標であり，両者ともに代謝性アシドーシスで低下し，代謝性アルカローシスで上昇する（表2-47）．

疾患との関係

1. **Ⅰ型呼吸不全**（間質性肺炎，肺水腫，肺血栓塞栓症など）：肺胞拡散障害や換気血流不均衡などにより，PaO_2は低下するが$PaCO_2$は上昇しない．

2. **Ⅱ型呼吸不全**（慢性閉塞性肺疾患，喘息発作など）：肺胞低換気により，$PaCO_2$は上昇してPaO_2は低下する．呼気中への水素イオンの排泄が障害されるため，pHは低下する（呼吸性アシドーシス）．

3. **過換気症候群**：肺胞におけるガス交換の亢進により，$PaCO_2$は低下してPaO_2は上昇する．呼気中への水素イオンの排泄が促進されるため，pHは上昇する（呼吸性アルカローシス）．

4. **代謝性アシドーシス**（糖尿病性ケトアシドーシス，腎不全など）：水素イオンの産生過多や尿中への排泄障害により，pHは低下する．HCO_3^-とBEは低下する．

5. **代謝性アルカローシス**（嘔吐など）：水素イオンの排泄の促進により，pHは上昇する．HCO_3^-とBEは上昇する．

＊ 動脈血酸素飽和度は酸素と結合しているヘモグロビンの％を示す値であり，動脈採血で測定した値をSaO_2，経皮的にパルスオキシメータで測定した値をSpO_2と呼ぶ（パルスオキシメータの使用法はp.9を参照）．SpO_2の基準値は98〜100％であり，SpO_2 90％はPaO_2 60mmHgに相当する（図2-27）．

骨髄の検査

基準値 有核細胞数：10～25万/μL，巨核球数：50～150/μL，細胞分画：赤芽球系 約20％，顆粒球系 約60％，リンパ球など約20％

カルテの略語：骨髄穿刺 骨穿 または BMtap

:::::: 臨床現場で必要なポイント

血液疾患の診断や経過観察には必須の検査であるが，血液疾患の専門科以外で実施することはまれである．痛みを伴う検査なので患者の恐怖心が強い．骨髄穿刺は医師が行うが，臨床検査技師の迅速な処置や検査前後の精神的看護が大切である．

骨髄穿刺の説明

骨髄穿刺は腸骨の後腸骨稜に局所麻酔をして骨髄穿刺針を穿刺し，骨髄液を注射器で吸引する．臨床検査技師はベッドサイドで採取した骨髄液で有核細胞数と巨核球数を算定し，スライドグラスに塗抹標本を作製する．迅速な処置が必要であり，スライドに塗抹後は早急にドライヤーで乾かして固定しなければ血球が変形して染色後に十分な観察ができない．

白血病などを疑って，異常細胞の存在する可能性がある場合は，細胞表面マーカーの検索や染色体・遺伝子検査などもあわせて実施する．検査する目的によって，検体の保存容器が異なるので，事前に主治医に確認して準備しておく必要がある．検査終了後は穿刺部の圧迫止血を行う．とくに血液疾患で血小板減少があるときは十分な止血が必要である．

疾患との関係

鉄欠乏性貧血など一部の例外を除いて，ほとんどの血液疾患で骨髄像の観察が確定診断に必須である．各々の血液疾患で特徴的な骨髄像を呈するが，詳細は内科学の教科書などを参考にされたい．おおまかな異常所見と代表的な疾患を表2-48に示した．

＊ 骨髄の線維化や白血病細胞の充満などにより骨髄液が吸引できないとき（ドライタップ）は骨髄生検を行う．骨髄を組織のブロックとして採取できる．骨髄生検と骨生検を混同している医療スタッフも多いので注意して欲しい．

表 2-48　骨髄所見のおおまかな異常と代表疾患

	代表的な疾患
有核細胞の増加（骨髄過形成）	急性白血病，慢性骨髄性白血病
有核細胞の減少（骨髄低形成）	再生不良性貧血，骨髄線維症
巨核球の増加	特発性血小板減少性紫斑病，本態性血小板血症
巨核球の減少	再生不良性貧血，急性白血病
赤芽球系細胞の増加	溶血性貧血，巨赤芽球性貧血
赤芽球系細胞の減少	再生不良性貧血，赤芽球癆，急性白血病
顆粒球系細胞の増加	慢性骨髄性白血病
顆粒球系細胞の減少	再生不良性貧血，無顆粒球症，急性白血病
異常細胞の出現	急性白血病，骨髄異形成症候群，多発性骨髄腫，悪性リンパ腫や癌の骨髄浸潤，血球貪食症候群

＊ 高齢な先生は骨髄穿刺のことを「マルク」と呼ぶことがある.

脳脊髄液の検査

基準値　圧：70〜150mmH$_2$O，細胞数：5/μL未満，タンパク
15〜45mg/dL，糖：45〜75mg/dL

臨床現場で必要なポイント

小児科では髄膜炎の検査として頻回に行われる. 内科でも悪性腫瘍の髄液浸潤の検査など
で行われることがある. 腰椎穿刺は医師が行うが，穿刺時の体位保持が大切であり，看護
師の協力が不可欠である.

脳脊髄液の説明と異常値になる仕組み

患者を側臥位にして腰椎穿刺を行って脳脊髄液を採取する. このとき，看護師は患者が
膝を抱え込むように体を屈曲させ，顎を引いて臍を見るような姿勢を保持する（図2-28）.

髄液圧を測定した後に脳脊髄液を採取する. 肉眼的な性状を観察して，急いで検査室で
細胞数や生化学的な検査を行う. 検査後の患者は仰臥位で2時間はベッド上で安静にさせる.

髄液中の細胞数は感染や腫瘍細胞の浸潤により増加する. 細菌性髄膜炎では好中球が，
ウイルス性髄膜炎ではリンパ球の増加が主体である. 髄液中のタンパクは炎症による血管や
組織からの漏出，脱髄性疾患による産生の亢進などで増加する. 髄液中の糖は血糖値に応
じて上昇し，細菌性髄膜炎などでは病原菌による糖分解により減少する（表2-49）.

疾患との関係

1. **ウイルス性髄膜炎**：リンパ球の増加（初期は好中球が増加）とタンパクの増加を認める.

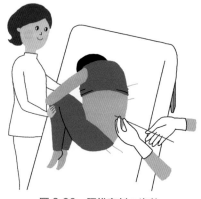

図 2-28　**腰椎穿刺の姿勢**

表 2-49　**脳脊髄液の所見と主な疾患**

		代表的な疾患
肉眼的性状	混濁（日光微塵）	髄膜炎，腫瘍細胞の浸潤
	血性	くも膜下出血（新しい出血），穿刺時の血液混入
	黄色（キサントクロミー）	くも膜下出血（古い出血）
細胞数	好中球増加	細菌性髄膜炎
	リンパ球増加	ウイルス性髄膜炎，結核性髄膜炎，真菌性髄膜炎
	異常細胞	腫瘍細胞の浸潤
タンパク	増加	髄膜炎，ギラン・バレー症候群
糖	低下	細菌性髄膜炎，結核性髄膜炎，真菌性髄膜炎，腫瘍細胞の浸潤
その他	ADAの増加	結核性髄膜炎
	腫瘍マーカーの増加	腫瘍細胞の浸潤

糖の減少はない．髄液でウイルスの同定・分離が可能な場合もある．

2. **細菌性髄膜炎**：好中球の増加とタンパクの増加を認める．糖は減少している．原因菌を検出するために迅速テスト（髄膜炎菌，肺炎球菌，インフルエンザ桿菌）や細菌培養を行う．

3. **結核性髄膜炎**：リンパ球の増加とタンパクの増加を認める．糖は減少している．ADAの上昇が特徴的である．

4. **真菌性髄膜炎**：リンパ球の増加とタンパクの増加を認める．糖は減少している．クリプトコッカス髄膜炎では墨汁染色で莢膜を証明する．迅速テストも利用することがある．

5. **癌細胞の浸潤**：異常細胞の出現を認める．

6. **くも膜下出血**：血性の髄液が特徴的であるが，頭蓋内圧亢進が疑われるときの腰椎穿刺は禁忌である．また，くも膜下出血はCTなどで診断可能な症例が多く，腰椎穿刺が必要となることは少ない．

7. **ギラン・バレー症候群**：タンパクの増加があるも，細胞数の増加がほとんどない（タンパク細胞解離）．

＊ 穿刺時の血管損傷による血液混入の場合は，後半に採取した髄液ほど血性が弱まる．くも膜下出血では血性が持続するので鑑別となる．

＊ 脳脊髄液のことを「リコール」，腰椎穿刺のことを「ルンバール」と呼ぶ医療スタッフが多い．

胸水・腹水の検査　　基準値 採取不能

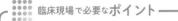 臨床現場で必要な**ポイント**

胸水や腹水の貯留は重篤な疾患であることを示唆している．貯留液の性状から漏出液と浸出液の鑑別を行い，原因を推測することが治療の第一歩となる．胸水・腹水の穿刺は医師が行う．

● 胸水・腹水の説明と異常値になる仕組み

健常者でも胸腔内や腹腔内には少量の液体が存在するが，臨床現場で採取できるほどの量ではない．静脈圧の上昇や膠質浸透圧の低下で，血管内の水分が胸腔内や腹腔内に漏れ

表 2-50　**漏出液と浸出液**

	漏出液	浸出液
原因疾患	心不全，肝硬変，飢餓など	胸膜炎，腹膜炎，悪性腫瘍など
外観	淡黄色透明	混濁，血性，など
比重	1.015 未満	1.015 以上
タンパク	3.0 g/dL 未満	3.0 g/dL 以上
LD	200 U/L 未満	200 U/L 以上
細胞数	少ない	多い

出ると胸水や腹水が貯留する．この場合の性状は漏出液である．一方，炎症や悪性腫瘍が
あれば，毛細血管透過性亢進やリンパ液により胸水や腹水が貯留する．この場合の性状は
浸出液である．漏出液と浸出液の性状の違いを表2-50に示す．

疾患との関係

1. **心不全，肝硬変，ネフローゼ症候群**：漏出液の胸水と腹水が貯留する．浮腫を伴う．

2. **胸膜炎**：浸出液の胸水が貯留する．細菌性や結核性の胸膜炎では胸水の細菌検査（塗
抹，培養，PCR）を行う．結核性胸膜炎ではADAの上昇が特徴的である．癌性胸膜炎
では胸水中の腫瘍マーカーを測定する（腺癌：CEA，小細胞癌：NSE，悪性中皮腫：
ヒアルロン酸など）．

3. **腹膜炎**：浸出液の腹水が貯留する．胸水と同様に，細菌検査や腫瘍マーカー（膵癌：
CA19-9，卵巣癌：CA125など）の測定を行う．

＊ 腹水の急速な大量排液はショック状態を引き起こすことがあるので要注意である．

細胞診，病理検査　　　基準値 異常細胞なし

> :::::: 臨床現場で必要なポイント
>
> 子宮頸癌の細胞診は癌検診として一般の人にも広く知られている．細胞診や病理検査は悪
> 性腫瘍の早期発見や確定診断に必須の検査であり，結果の判定は患者の生命を左右するこ
> とも多い．検体の採取，検査の実施，結果の解析などは細心の注意が必要である．

細胞診,病理検査の説明と異常値になる仕組み

　病変部の一部を擦過や吸引して採取し，スライドグラスに塗抹して顕微鏡で観察するの
が細胞診である（図2-29）．主に悪性腫瘍のスクリーニング検査として利用される．検査結
果は細胞の異型性の強さによりクラスⅠ〜Ⅴで表現される（表2-51）．
　病変の組織を塊として採取し，標本を作製して顕微鏡で観察するのが病理検査である
（図2-30）．悪性腫瘍の確定診断として利用される．一般的な病理検査は生検と呼ばれる．

疾患との関係

1. **子宮頸癌**：スクリーニング検査として擦過細胞診が広く実施されている．

2. **肺癌**：胸部X線で肺癌を疑うときに，喀痰や気管支鏡での洗浄液（BAL）で細胞診を行
う．確定診断は気管支鏡による生検（TBLB）やCTガイド下の肺生検を行う（図2-31）．

3. **甲状腺癌**：針穿刺での吸引細胞診を行う．

4. **癌性胸膜炎，腹膜炎**：胸水・腹水の細胞診を行う．

5. **消化器癌**（食道癌，胃癌，大腸癌）：内視鏡検査で病変部の生検を行う．

6. **悪性リンパ腫**：リンパ節の生検を行う．

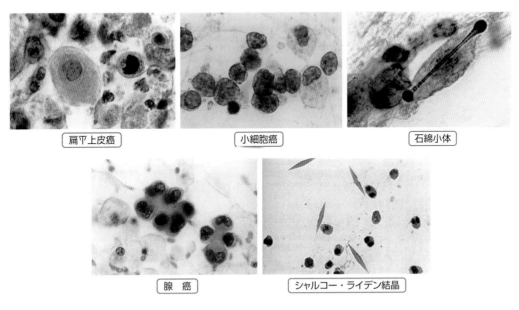

| 扁平上皮癌 | 小細胞癌 | 石綿小体 |
| 腺 癌 | シャルコー・ライデン結晶 |

図 2-29　喀痰細胞診　　　　（写真提供：市岡正彦）

表 2-51　細胞診の判定結果

クラスⅠ	異型細胞なし	陰性：良性
クラスⅡ	悪性所見のない異型細胞あり	陰性：良性
クラスⅢ	悪性所見を疑う異型細胞あり	偽陽性：判定困難
クラスⅣ	悪性所見を強く疑う異型細胞あり	陽性：悪性
クラスⅤ	悪性所見がある異型細胞あり	陽性：悪性

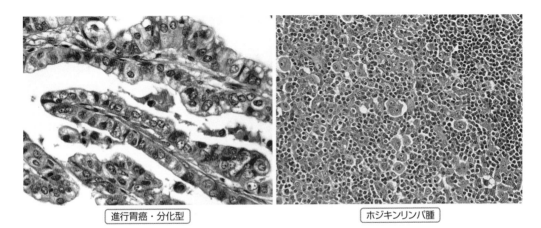

| 進行胃癌・分化型 | ホジキンリンパ腫 |

図 2-30　病理組織像

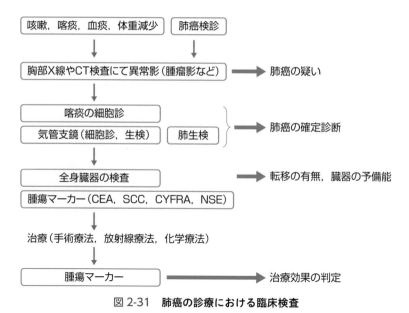

図 2-31 肺癌の診療における臨床検査

10 生理検査

1 総　論

　心臓，肺，脳神経などの生理的機能をグラフ化して評価する検査を生理検査と呼ぶ．侵襲性が低いために主治医からのインフォームド・コンセントが不十分なことも多く，検査も臨床検査技師に任せきりになりやすい．患者が検査の目的などを医療スタッフに聞くこともあり，正しい知識を身につけるべきである．また，モニター心電図は看護師が監視していることも多く，重症不整脈を見極める力を養うことが必要である．

2 各　論

心電図（ECG）

基準値 P波，QRS波，T波からなる心拍が，60～100回/分の頻度で，規則正しく記録される（図2-32）.

カルテの略語：正常洞調律 NSR，洞不全症候群 SSS，房室ブロック AV block，上室性期外収縮 APCまたは PAC，心室性期外収縮 VPCまたは PVC，心房細動 Af，心室頻拍 VT，心室細動 Vf

> 臨床現場で必要なポイント
>
> 内科外来では毎日のように行われる検査であり，臨床検査技師が測定するが，緊急時などは看護師が測定することもある（測定手技はp.8を参照）．あらゆる診療科で重症患者にはモニター心電図が取りつけられ，それをナースステーションで看護師が監視していることが多い．心電図全般の解説は専門書に譲り，ここではモニター心電図で注意すべき不整脈と心筋梗塞の心電図異常を中心に解説を行う．

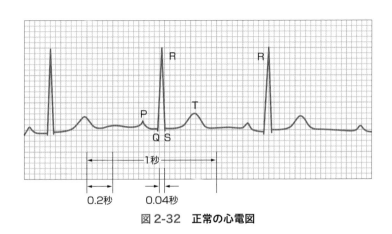

図 2-32　正常の心電図

心電図の説明と異常値になる仕組み

　心臓は右心房にある洞結節が一定間隔で電気的に興奮し，それが房室伝導路を伝わり，心室を収縮させている．この電気刺激を体外から測定したものが心電図である．P波は心房の収縮を，QRS波は心室の収縮の開始を反映している．心電図の記録紙は一定の速さで紙送りされているので，同じ幅での記録紙（モニター画面）にQRS波が多く記録されているほど心拍が速いことを意味している（図2-33）．

　不整脈は，①洞結節の興奮頻度が異常，②房室伝導路が異常，③洞結節以外で異所性興奮，の3パターンに大別される．①には頻度が速いだけの洞性頻脈，遅いだけの洞性徐脈，頻度がバラバラの洞不全症候群がある．②には房室ブロック（Ⅰ度～Ⅲ度）がある．③には心房内で単発的に異所性興奮が起きる上室性期外収縮，心房内のあちこちで異所性興奮が持続する心房細動，心室内で単発的に異所性興奮が起きる心室性期外収縮，異所性興奮が

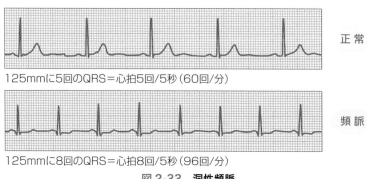

正 常

125mmに5回のQRS＝心拍5回/5秒（60回/分）

頻 脈

125mmに8回のQRS＝心拍8回/5秒（96回/分）

図 2-33　洞性頻脈

正常洞調律

洞結節で適切な頻度で規則
正しく電気的な興奮が発生

電気的な興奮が
刺激伝導系を正しく伝わる

心室が規則正しく適切な頻度
（60～100回/分）で収縮する

① 洞結節の興奮頻度が異常

洞性頻脈　　速い（心拍 100 回/分以上）

洞性徐脈　　遅い（心拍 60 回/分未満）

洞不全症候群　　バラバラ（徐脈頻脈，洞停止）

② 刺激伝導系の異常

房室ブロック　　伝導の遅延や途絶

③ 洞結節以外で異所性の興奮

上室性（心房性）期外収縮　　心房内で突発的に異常興奮

心房細動　　心房内で無秩序に持続的に異常興奮

心室性期外収縮　　心室内で突発的に異常興奮

心室頻拍　　心室内の異常興奮が連発

心室細動　　心室内で無秩序に持続的に異常興奮

図 2-34　不整脈の種類

連続する心室頻拍，心室内のあちこちで異所性興奮が持続する心室細動がある（図2-34）.

疾患との関係

1. **洞不全症候群**：著しい徐脈，一時的な心拍停止（洞停止），頻脈の混入（徐脈頻脈症候群）などの心電図異常を呈する（図2-35）．モニター心電図で著しい徐脈を認めたり，アダムス・ストークス症候群（徐脈による失神発作）を起こす場合は早急なドクターコールが必要である．人工ペースメーカーの適応となる.

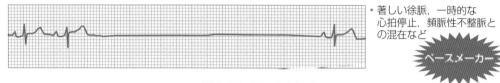

・著しい徐脈，一時的な心拍停止，頻脈性不整脈との混在など

ペースメーカー

図 2-35　洞不全症候群

Ⅰ度房室ブロック

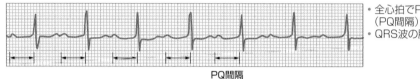

PQ間隔

・全心拍でP波とQRS波の間隔（PQ間隔）が等しく延長
・QRS波の脱落なし

Ⅱ度房室ブロック（モビッツⅠ型，ヴェンケバッハ型）

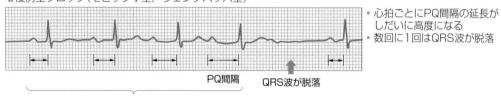

PQ間隔　QRS波が脱落

心拍ごとにPQ間隔がしだいに延長

・心拍ごとにPQ間隔の延長がしだいに高度になる
・数回に1回はQRS波が脱落

Ⅱ度房室ブロック（モビッツⅡ型）

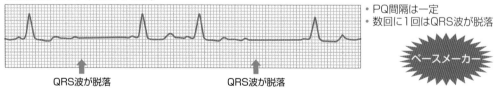

QRS波が脱落　　　QRS波が脱落

・PQ間隔は一定
・数回に1回はQRS波が脱落

ペースメーカー

Ⅲ度房室ブロック（完全房室ブロック）

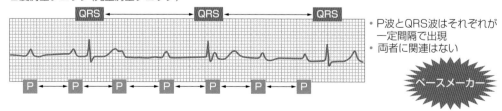

QRS　QRS　QRS

P P P P P P P

・P波とQRS波はそれぞれが一定間隔で出現
・両者に関連はない

ペースメーカー

図 2-36　房室ブロック

2. **房室ブロック**：心電図でP波とQRS波の間隔（PQ間隔）が広くなるⅠ度房室ブロック，数回に1回のQRS波の脱落があるⅡ度房室ブロック（PQ間隔がしだいに広くなってQRS波が脱落するモビッツⅠ型と，突然にQRS波が脱落するモビッツⅡ型がある），P波とQRS波が無関係にそれぞれ一定間隔で出現するⅢ度房室ブロックがある（図2-36）．モビッツⅡ型のⅡ度房室ブロックとⅢ度房室ブロックは要注意である．著しい徐脈やアダムス・ストークス症候群を起こす場合は人工ペースメーカーの適応となる．

3. **期外収縮**：単発的に正常より早くQRS波が出現する．QRS波の波形がほぼ正常であれば上室性期外収縮，波形が幅広く異常であれば心室性期外収縮である（図2-37）．上室性期外収縮は放置してよい．心室性期外収縮も多くの場合は経過観察でよいが，モニ

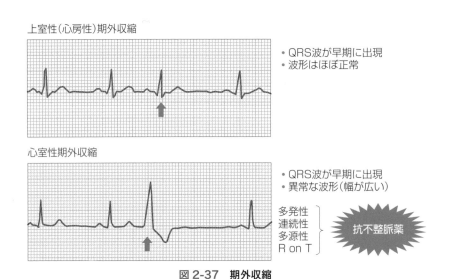

上室性（心房性）期外収縮

・QRS波が早期に出現
・波形はほぼ正常

心室性期外収縮

・QRS波が早期に出現
・異常な波形（幅が広い）

多発性
連続性
多源性
R on T
} 抗不整脈薬

図 2-37 期外収縮

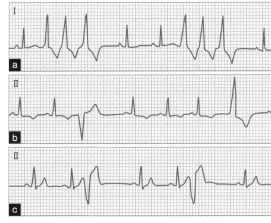

図 2-38 要注意の心室性期外収縮

a：心室性期外収縮の3連発
b：多源性心室性期外収縮
c：心室性期外収縮（R on T）

ター心電図で心室性期外収縮の出現頻度が高くなった場合，連続して出現するように
なった場合（図2-38-a），波形の異なる心室性期外収縮が出現する場合（図2-38-b），先
行する心拍の直後に心室性期外収縮が出現（R on T）する場合（図2-38-c）などは心室細
動に移行する可能性があるのでドクターコールが必要である．

4. **心房細動**：心電図でP波は消失（細かい不規則なf波が持続）し，QRS波の間隔は不規則
であるが波形はほぼ正常である（図2-39）．頻脈性の心房細動は治療の対象となるが，
心拍数が正常で慢性的な心房細動は根本的な治療の必要はない．ただし，血栓予防のた
めに抗凝固薬を投与する．

5. **心室頻拍**：心室性期外収縮が連発している状態と考えればよい（図2-40）．多くの場合
に血圧低下を伴い致死的であるため，モニター心電図で発見したら，すぐにドクター
コールをして電気ショックを行う必要がある．

6. **心室細動**：最も重篤で致死的な不整脈であり，心電図は無茶苦茶に波打っているだけ
である（図2-41）．モニター心電図で発見したら，すぐにドクターコールをして電気
ショックを行う必要がある．

7. **狭心症**：胸痛発作時にST低下を認める（図2-42）．冠攣縮による異型狭心症ではST上
昇する．非発作時の心電図には異常がないため，運動負荷心電図（トレッドミルなど）

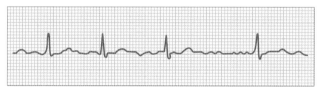

・P波はなく，細かい不規則な波（f波）
・QRS波の間隔は全く不規則
・波形はほぼ正常

抗凝固薬

図 2-39　心房細動

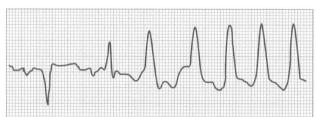

・異常な波形（幅が広い）のQRS波が
　連続して出現
・持続性（血圧低下）

除細動

図 2-40　心室頻拍

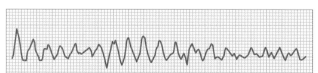

・無茶苦茶に波打っているだけ

除細動

図 2-41　心室細動

で発作を誘発させたり，ホルター (24 時間) 心電図で発作時の変化を記録する．

8. **心筋梗塞**：心電図で T 波の増高，ST 上昇，異常 Q 波，冠性 T 波などを認め，これらは発作後の時間的経過で変化する (図 2-43)．また，梗塞部位によって波形異常をきたす誘導が異なる．高齢者や糖尿病では心筋梗塞でも胸痛を訴えない場合もあり，心筋梗塞の心電図を見落とさないトレーニングが必要である．典型的な心筋梗塞の心電図波形を図 2-44 に示す．

9. **高血圧**：左室肥大に伴い，R 波の増高とストレイン型の ST 低下や陰性 T 波を認める．胸部誘導 V5，V6 で顕著である．

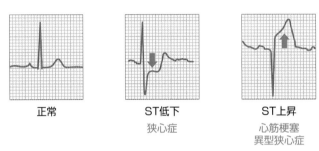

図 2-42　**虚血性心疾患**

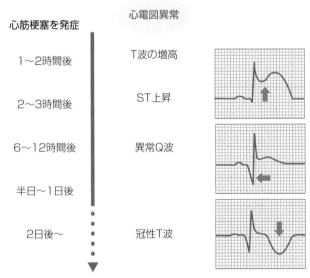

図 2-43　**心筋梗塞の経過時間と心電図異常**

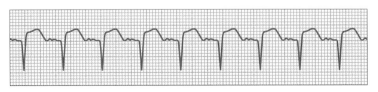

図 2-44　**心筋梗塞の心電図**

10. **高カリウム血症**：T波の増高を認めるため，T波をQRS波と間違えてカウントし，モニター心電図で心拍数が2倍に表示されることがあるので注意を要する．

＊ 頻脈 (tachycardia) のことを「タキッている」と表現する医療スタッフが多い．
＊ 年配のドクターには心電図のことをEKG (エーカーゲー) とドイツ語で呼ぶ人もいる．

肺機能検査

基準値 肺活量比 (%VC)：80%以上，1秒率 (FEV1.0%)：70%以上

･･････ 臨床現場で必要な**ポイント**

肺活量という言葉は一般にも広く知られているが，呼吸器疾患の診療科以外で肺機能検査を行う頻度は高くない．気管支喘息の診断などに利用される．

肺機能検査の説明と異常値になる仕組み

　肺胞でガス交換が行われるためには，外気と肺胞内に空気の出入り (換気) があること，肺胞の毛細血管に血液の流れ (血流) があること，肺胞内の空気と毛細血管内の血液との間で酸素と二酸化炭素のやり取り (拡散) があることの3条件が必要である．このうち換気する能力を調べるのが肺機能検査である．

　肺機能検査は呼気容量を測定するスパイロメータを用いて，1回換気量，肺活量，1秒率などを調べる (図2-45)．安静時に1回の呼吸で吐き出す空気の量を1回換気量と呼び，正常値は400〜500mLである．続いて，できるだけ深く息を吸い込んで，すべて吐き出したときの呼気容量を肺活量と呼ぶ (図2-46)．簡単にいうと，どれだけ多くの空気を吸い込むことができるかという吸気力の検査である．日本人の平均的な肺活量は男性で約3,000〜

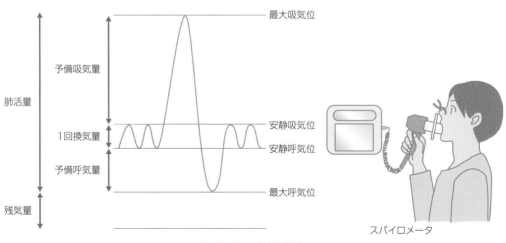

図2-45　**肺機能検査**

4,000 mL，女性で約2,000～3,000 mLであるが，体格や年齢によって基準値が異なる．そこで，患者の体格や年齢から算出した標準肺活量に対する患者の肺活量の割合である肺活量比（%VC）を使用する．肺活量比が80%以上の場合を正常範囲と判断する．なお，吸気をすべて吐き出した時点で肺のなかに残っている空気の容量を残気量と呼ぶ．

　一方，できるだけ深く息を吸い込んで，できるだけ速く吐き出したときに，最初の1秒間で吐き出す呼気の容量を1秒量と呼ぶ（図2-47）．簡単にいうと，どれだけ速く空気を吐き出すことができるかという呼気力の検査である．このときの全呼気量（努力性肺活量）に対する1秒量の割合を1秒率（FEV1.0%）と呼ぶ．つまり，最初の1秒間で肺活量の何%を吐

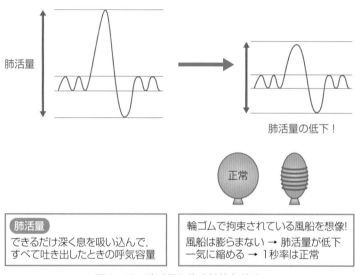

図2-46　肺活量と拘束性換気障害

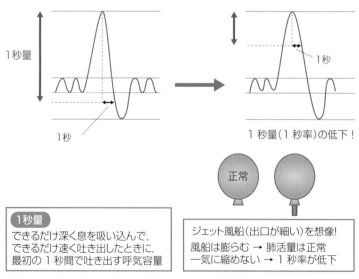

図2-47　1秒量と閉塞性換気障害

き出すことができたかを示す指標である．70%以上あれば正常範囲と判断する．

　換気機能の障害は，肺活量比と1秒率を測定することで，拘束性換気障害と閉塞性換気障害とに分類することができる．拘束性換気障害は，肺の可動性（コンプライアンス）の低下により吸気時に十分に膨張できないために引き起こされる．周囲を輪ゴムで拘束されている風船を想像すればよい．風船は十分に膨らまないが，一気に縮むことはできる．拘束性換気障害では十分に吸い込むことができないので肺活量が低下するが1秒率は保たれている（図2-46）．間質性肺炎（肺線維症）などが拘束性換気障害をきたす代表的疾患である．

　一方，閉塞性換気障害は，文字どおり気道に閉塞をきたして気流制限があるために引き起こされる．野球場で飛ばすジェット風船を想像すればよい．ジェット風船は出口が細くなっていて一気に縮むことができないのでゆっくり飛ぶ．閉塞性換気障害では肺活量は保たれているが，一気に空気を吐き出すことができないので1秒量と1秒率が低下する（図2-47）．気管支喘息や慢性閉塞性肺疾患などが閉塞性換気障害をきたす代表的疾患である．

疾患との関係

1. **間質性肺炎**（肺線維症）：拘束性換気障害をきたすため，肺活量が低下する．1秒率は保たれている．
2. **気管支喘息**：閉塞性換気障害をきたすため，1秒率が低下する．肺活量は保たれている．1秒率の低下は気管支拡張薬（β刺激薬）の吸入で改善する．
3. **慢性閉塞性肺疾患**（COPD）：閉塞性換気障害をきたすため，1秒率が低下する．残気量が増加する．肺活量は保たれている．1秒率の低下は気管支拡張薬（β刺激薬）の吸入でも改善しない．

その他の検査

脳波検査（EEG）

＊ 脳波検査はてんかんの診断に重要であり，鋭波や棘波などが特徴的である．これ以外にも，意識障害（肝性脳症など）や睡眠覚醒障害の診断にも有用である．脳波の解析は専門医以外ではドクターでも困難なことが多い．脳死判定にも利用される．

筋電図（EMG）

＊ 神経筋肉疾患の診断に利用される．専門性の高い検査であり，日常診療で遭遇することは少ない．

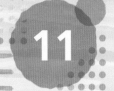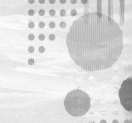

11 画像検査

1 総論

　胸部X線検査や腹部超音波検査は内科系の診療科では毎日のように行われる検査である．X線を使用するすべての画像検査では撮影前に妊娠の有無を確認する必要がある．とくにCT検査では被曝量が多いために要注意である．MRI検査は被曝の心配はないが，ペースメーカーや体内金属を有する患者では禁忌である．検査時間が長いため閉所恐怖症の患者には耐えられないこともある．

　造影剤を使用する場合は，ヨード製剤に対するアレルギーの有無，喘息の既往の有無，腎機能低下の有無などを必ずチェックする．検査前は絶食とし，検査後は点滴や飲水で造影剤の尿中排泄を促す．尿量と尿比重を測定する（造影剤が排泄されれば尿比重は高くなる）ことも大切である．

2 各論

頭頸部（CT検査，MRI検査，超音波検査）

カルテの略語：超音波検査 US，くも膜下出血 SAH

 臨床現場で必要な**ポイント**

頭部CT検査やMRI検査は頭蓋内病変の診断に不可欠である．救急外来などで行うことも多く，緊急性の高い疾患の基本的な見方は医療スタッフは知っておくべきである．

● 頭頸部の画像検査の説明と異常値になる仕組み

　頭部CT検査は撮影時間が短く，急性期の脳出血の診断にきわめて有用である．しかし，発症1日以内の脳梗塞は判定が困難である．一方，頭部MRI検査では拡散強調像で急性期の脳梗塞を捉えることができる．また，MRアンギオグラフィ（MRA）を用いれば脳血管の狭窄や動脈瘤を検出することが可能である．

　頸部の超音波検査は甲状腺疾患やリンパ節腫脹の検査に有用である．頸動脈超音波検査は頸動脈の狭窄やプラークの存在から動脈硬化の評価を行うことができる．超音波検査をエコー検査と呼ぶことも多い．

疾患との関係

1. 脳出血：頭部CTで発症の直後より病巣部が高吸収域（白色）として描出される（図2-48）．脳浮腫の程度などもCTで判定できる．

2. 脳梗塞：頭部CTで急性期は変化なく，しだいに病巣部が低吸収域（黒色）として描出される．頭部MRI検査では急性期より拡散強調像で病巣部が高信号域として描出される（図2-49）．MRAや3D-CTアンギオグラフィ（3D-CTA）で脳動脈の閉塞部位を検出することができる．頸動脈超音波で頭蓋外血管の動脈硬化を検出することができる．

3. くも膜下出血：頭部CTで脳底槽やシルビウス裂に高吸収域を認める（図2-50）．MRAや3D-CTAで脳動脈破裂部位を検出することができる．

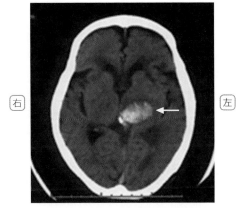

図2-48　脳出血の頭部CT像
左視床部に高吸収域を認める．視床の脳出血である．
（写真提供：木下正信）

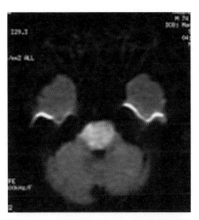

図2-49　脳梗塞のMRI像（拡散強調像）
MRIの拡散強調像で橋に高信号域を認める．急性期の橋の脳梗塞である．
（写真提供：木下正信）

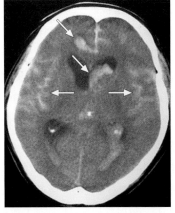

図2-50　くも膜下出血の頭部CT像
左右のくも膜下腔および脳室，右前頭葉内に出血を確認．
（写真提供：渡邉 修）

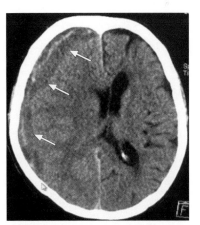

図2-51　慢性硬膜下血腫の頭部CT像
右の硬膜下に三日月状の血腫を認め，脳は左側に圧排されている．
（写真提供：木下正信）

4. **慢性硬膜下血腫**：頭部CTで辺縁部に三日月状の血腫を認め，脳が健側に圧排されていることが多い（図2-51）.

5. **甲状腺疾患**：超音波検査で腫瘍（甲状腺癌など）は結節を認め，バセドウ病や慢性甲状腺炎ではびまん性の腫大を認める.

＊ くも膜下出血を「ズブアラ」，「ザー」，慢性硬膜下血腫を「マンコウ」と呼ぶドクターもいる.

胸部（X線検査，CT検査）

基準値 正常な胸部X線写真の正面像を図2-52に示す.

カルテの略語：胸部X線 胸写

●●●●●
●●●●● **臨床現場で必要な**ポイント
●●●●●

胸部X線検査は日常診療で最も頻回に行う画像検査である．職場健診などでも必ず含まれている．撮影は診療放射線技師が行い，読影は医師が行うが，中心静脈ライン挿入後の気胸の有無などは看護師がチェックして主治医に連絡することもある.
種々の呼吸器疾患におけるX線やCT所見の解説は専門書に譲り，ここでは基本的な読影の仕方を中心に解説を行う.

● 胸部の画像検査の説明と異常値になる仕組み

　胸部X線やCT検査は呼吸器疾患の診断に不可欠である．胸部X線の正面像は患者がこちらに向かって立っているところを正面から見ている．つまり，患者の右胸はX線写真では向かって左側に写っている．胸部CT写真では患者が仰臥位になった状態の断面像を足のほうから見上げている．つまり，CT写真でも患者の右胸は写真では向かって左側に写っている（図2-52）.

　肺に炎症や腫瘍などの病変があれば，X線写真で肺野異常影として現れる．異常影は形によって均等影（コンソリデーション），結節影，粒状影などに，陰影の濃さによって浸潤影，スリガラス影などに，広がりの範囲によって限局性とびまん性に分類して表現される（図2-53）.

　気胸は病側肺の虚脱を呈した特徴的なX線像で診断できる．肺気腫では両肺の過膨張を認める．胸水は下方に貯留するため（立位撮影なら）肋骨横隔膜角（CP angle）の鈍化から始まり，貯留量の増加に伴い胸水による肺の上方への圧排が著明となる．少量の胸水を検出するためには病側を下にした側臥位正面像（デクビタス撮影）が有用である.

　胸部CT検査は，X線検査では得られない病変の情報を明らかにすることが可能である．たとえば，早期の肺癌をX線検査で検出するのは困難であるため，最近では人間ドックに胸部CT検査を組み込んでいる施設もある．しかし，放射線被曝量は胸部X線検査の100倍に達することより，適応は選ぶべきである．なお，胸部CT検査は（造影剤を使用せずに）単純撮影で行うことが多い.

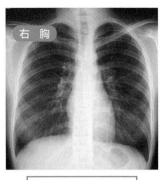
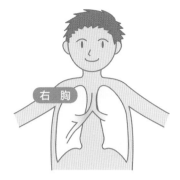

胸部X線写真（正面像）

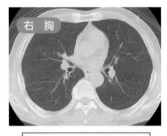
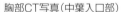
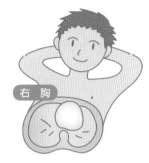

胸部CT写真（中葉入口部）

図 2-52　胸部 X 線像と CT 像

異常影の形による分類
均等影（コンソリデーション）：斑状の広がりがある影
結節影，腫瘤影：円形に近い影（結節影＜腫瘤影）
粒状影：小さな粒子が散らばっている影
線状影：細い線のような影
網状影，蜂巣状影：網の目，蜂の巣のように見える影
異常影の透過性（濃さ）による分類
浸潤影：濃い影（べったりと白い）
スリガラス影：淡い影（ふわっと白い）
異常影の広がりによる分類
限局性：異常影の範囲が片肺の 2/3 未満
びまん性：上記より広い

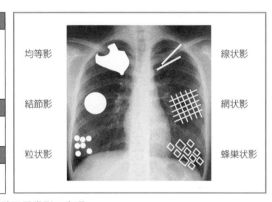

図 2-53　肺野異常影の表現

　胸部X線写真は肺病変だけでなく，心拡大を判定するためにも利用される．心臓の最大横径と胸郭の最大横径の比である心胸郭比（CTR）を計算し，50％以上であれば心拡大と判定する（図2-54）．また，胸部CTは肺病変だけでなく，胸部大動脈瘤や大動脈解離の診断に不可欠な検査である．

疾患との関係

1. **炎症疾患**：細菌性肺炎では病変部に限局した均等影を認める．気管支透亮像を伴う浸潤影が典型的である（図2-55）．肺結核では浸潤影に空洞を伴い，周囲に粒状影の散布

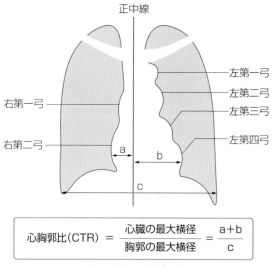

$$心胸郭比（CTR）= \frac{心臓の最大横径}{胸郭の最大横径} = \frac{a+b}{c}$$

図 2-54　**心胸郭比**

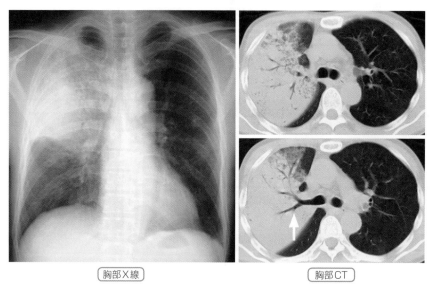

胸部X線

胸部CT

図 2-55　**肺炎の胸部X線像とCT像**
右上肺野に限局した均等影を認める．気管支透亮像（矢印）を伴う浸潤影である．
（写真提供：市岡正彦）

巣を認めることが多い．間質性肺炎ではスリガラス陰影を呈する．

2. **腫瘍疾患**：原発性肺癌では孤立性の結節影，腫瘤影が典型的であり，辺縁が不整なことが多い（図2-56）．血管や胸膜の巻き込み像も特徴的である．進行して癌性胸膜炎を合併すれば胸水の貯留を認める．

3. **気胸**：気胸を起こした肺は虚脱する．軽度の場合は，肺陰影と外側の陰影消失の部分を境界する線状影を注意深く探す必要がある．気胸が進行して緊張性気胸となれば，縦隔が健側に偏位する（図2-57）．

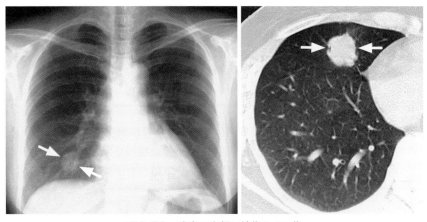

図 2-56 肺癌の胸部 X 線像と CT 像
右下肺野に孤立性の腫瘤影を認める．辺縁不整である．

（写真提供：市岡正彦）

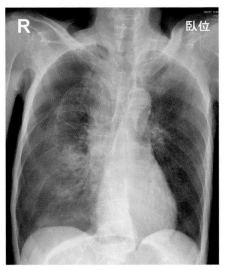

図 2-57 気胸の胸部 X 線像
気胸を起こした右肺は虚脱している．右肺の外側には血管影が消失した部分（気胸腔）が存在する．

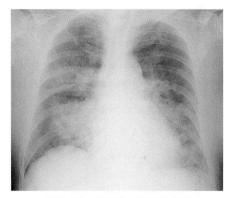

図 2-58 心不全の胸部 X 線像
肺水腫によるバタフライ陰影（両側肺門から広がる浸潤影）を認める．

4. **心不全**：心拡大により心胸郭比は高値となり，左心不全に伴う肺うっ血による葉間胸膜の肥厚などの所見を認める．進行して肺水腫になれば，両側肺門から広がる浸潤影（バタフライ陰影）が特徴的である（図 2-58）．

| 腹部（超音波検査, X線検査,
CT検査, MRI検査） | 基準値 正常な腹部単純X線写真の正面像を図2-59に示す. |

カルテの略語：超音波検査 US，腹部単純X線検査 腹単

░░░░░ 臨床現場で必要なポイント

腹痛を訴える患者などで，腹部超音波検査は聴診器代わりに頻回に利用される．スクリーニング検査として人間ドックなどにも組み込まれている．腹部CT検査は腹腔内臓器の悪性腫瘍などの検出に有用であり，造影剤を使用して撮影することが多い．

腹部の画像検査の説明と異常値になる仕組み

　腹部超音波検査は患者の痛みや被曝を伴わず，ベッドサイドでも検査できる（図2-60）．スクリーニング検査，腹痛の精査（胆石の有無など），慢性肝疾患の経過観察（肝臓癌の早期発見）など臨床現場で多用される．食事で胆嚢が収縮するため，検査前は絶食が基本である．肥満や腸管ガスの貯留が多い場合は観察しにくい部位もあるので注意を要する．

　腹部単純X線検査では腸管ガス像の異常からイレウスを，腹腔内遊離ガス像から腸管穿孔を診断することができる．単純X線検査からの情報には限界があり，腹部CT検査による精査が必要となる．

　腹部CT検査は豊富な情報を得られる利点があるが，被曝量が多いことは念頭に置くべきである．造影剤を使用すると血流が豊富な組織は濃く描出されて画像のコントラストが明瞭となるため，腹腔内臓器の腫瘍の検出には造影CTが有用である．

　腹部MRI検査が偉力を発揮するのは，非侵襲的に胆管・膵管を描出できるMR胆管膵管撮影法（MRCP）である．

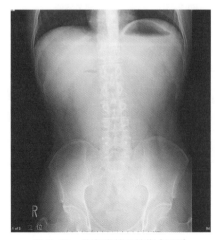

図2-59　腹部単純X線像（正面）

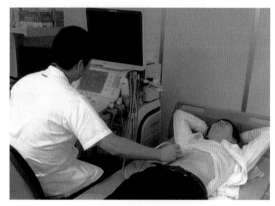

図2-60　腹部超音波検査
実際は暗室で検査する．

（写真提供：加藤眞三）

疾患との関係

1. 胆石：胆石の診断には腹部超音波検査が最も有用である（図2-61）．胆囊内を移動する胆石が高エコーで描出され，胆石の後方は低いエコーとなり観察不能となる（音響効果）．胆囊炎を併発すれば胆囊壁の肥厚を認める．胆管結石では胆石より上流の胆管拡張を認める．

2. 肝臓癌：超音波検査で慢性肝炎や肝硬変では肝辺縁が鈍化し，肝表面の凹凸不整を認

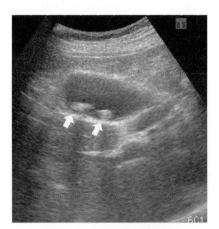

図2-61　胆石の超音波像

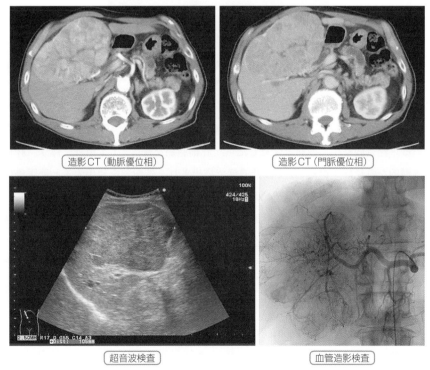

造影CT（動脈優位相）　　　　造影CT（門脈優位相）

超音波検査　　　　血管造影検査

図2-62　肝臓癌の画像検査（同一症例）

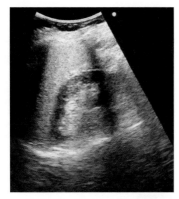

図 2-63　脂肪肝の超音波像

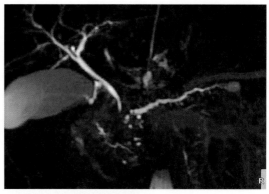

図 2-64　MRCP（膵臓癌）

（写真提供：加藤眞三）

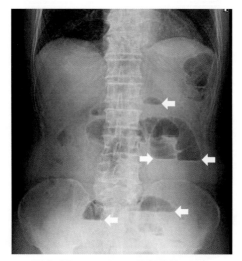

図 2-65　イレウスの腹部単純 X 線像

矢印は鏡面形成像（ニボー）.

（写真提供：加藤卓次）

める. 経過観察中に腫瘤を発見したら，肝細胞癌を疑って CT 検査を行う. 肝細胞癌の典型的な所見は，単純 CT では低濃度で描出され，造影剤を使用すると動脈優位相では濃染され，門脈優位相では造影剤が洗い出される（図2-62）.

3. 脂肪肝：腹部超音波検査で肝臓のエコーレベルが上昇し（肝腎コントラスト上昇），肝内血管の描出不良や深部減衰を認める（図2-63）.

4. 膵臓癌：腹部超音波検査や CT 検査で腫瘤像と膵管の拡張を認める. 造影 CT の早期相で腫瘍部は濃染に乏しい低吸収域として描出される. 膵管の評価は MRCP が有用である（図2-64）.

5. イレウス：腹部単純 X 線検査の立位像で，多数の腸管ガス像を認め，拡張した小腸内でガスと液体による鏡面形成像（ニボー）が特徴的である（図2-65）. 腹部 CT はイレウスの部位や血行障害の有無の検索に使用する.

心臓（超音波検査，CT検査，心臓カテーテル検査）

カルテの略語：心臓超音波検査 UCG，心臓カテーテル検査 心カテ

臨床現場で必要なポイント

心臓超音波検査は循環器の専門科では日常的な検査である．心臓カテーテルは検査だけでなく虚血性心疾患の治療としても利用されている．

心臓の画像検査の説明と異常値になる仕組み

　心臓超音波検査で駆出率を測定することにより，心臓のポンプ機能を評価することができる．駆出率が45％未満であれば心室の収縮機能障害と判定する．また，壁運動の観察より心筋梗塞の部位も推定でき，形態異常より先天性心疾患，弁膜症，心筋症，心腔内血栓などの診断が可能である．非侵襲的でベッドサイドでも簡単に実施できる点が優れている．

　心臓カテーテル検査には右心カテーテル法と左心カテーテル法がある．右心カテーテル法は静脈を穿刺してカテーテルを右心房，右心室，肺動脈と進める．造影剤注入による心腔や弁の形態観察や圧の測定を行う．右房圧（中心静脈圧）や肺動脈楔入圧（左房圧に近似）を測定することができる．左心カテーテル法は橈骨動脈や大腿動脈を穿刺して，大動脈を逆行させたカテーテルを心臓に到達させる．右心カテーテルと同様に，左心室や左心房の形態観察や圧の測定を行う．また，大動脈の起始部から分岐している冠動脈にカテーテルを挿入し，造影剤注入による冠動脈の形態観察（狭窄や閉塞の有無）を行うことができる．同時に狭窄部に対してカテーテルでバルーンを膨らませて血管を拡張し，再狭窄を予防するためステントを留置する治療も行うことができる．経皮的冠動脈インターベンション（PCI）あるいは経皮的冠動脈形成術（PTCA）と呼ぶ．

　左心カテーテル法で動脈を穿刺する際は体位を固定し，検査終了後も約6時間は圧迫止血が必要である．大腿動脈穿刺の場合は，検査後に頻回に足背動脈の拍動を触診する．拍動が微弱なときは，穿刺部の過度の圧迫や血栓形成によって動脈の血流が障害を受けている可能性がある．

　近年のマルチスライスCTの登場により拍動する心臓や冠動脈も撮影が可能となった．冠動脈CTアンギオグラフィでは冠動脈の狭窄や閉塞の状態を3D画像で観察することができる．

疾患との関係

1. **虚血性心疾患**（狭心症，心筋梗塞）：冠動脈の狭窄や閉塞の部位と程度を冠動脈CTアンギオグラフィや左心カテーテル法で同定することができる．心筋梗塞では梗塞部位の壁運動の障害を心臓超音波検査で確認できる．左心カテーテル法では検査と同時に冠動脈インターベンションを行うことが可能である（図2-66）．

2. **心不全**：心臓超音波検査で駆出率の低下（45％未満）が簡単に判定できる心不全の指標である．胸部X線写真では心拡大を認める．右心カテーテル法で右房圧や肺動脈楔入

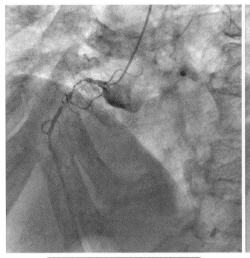
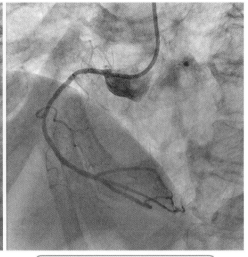

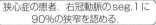
狭心症の患者．右冠動脈のseg.1に 90%の狭窄を認める．

冠動脈インターベンションによる治療後． 右冠動脈が再開通している．

図2-66　心臓カテーテル検査

圧の上昇を確認することができる．

3. 心臓弁膜症，先天性心疾患：弁膜の動き，欠損孔の有無，血流の状態，圧較差などを超音波検査や心臓カテーテル検査で調べることができる．

消化管（造影検査，内視鏡検査）

カルテの略語：上部消化管造影検査**MDL**，下部消化管造影検査**注腸**，**逆腸**，**イルリゴ**，上部消化管内視鏡**EGD**，**GF**，**胃カメラ**，**胃ファイバー**，下部消化管内視鏡**CF**，**大腸カメラ**，**大腸ファイバー**

> **臨床現場で必要なポイント**
>
> 消化管の画像検査は日常診療で頻回に行われ，とくに上部消化管の検査は胃癌検診や人間ドックで必ず行われる．検査前後の注意点などを十分に理解して欲しい（表2-52）．

消化管の画像検査の説明と異常値になる仕組み

　　上部消化管の検査には，造影剤（バリウム）を飲ませてX線で透視する造影検査と，口や鼻から内視鏡を挿入して直視下に観察する内視鏡検査がある（図2-67）．ともに外来での検査が可能である．検査前の注意点として，造影検査は被曝の影響があるため妊娠の有無を確認する．内視鏡検査では病変部の組織を鉗子によって採取（生検）することがあるので，抗血小板薬や抗凝固薬の服用の有無を確認する（抗凝固薬を服用中に生検を行うと止血困難となる）．

表 2-52　消化管の画像検査の前処置と後処置

	上部消化管		下部消化管	
	造影検査	内視鏡検査	造影検査	内視鏡検査
妊娠の可能性を確認	○	―	○	―
抗凝固薬の服用を確認	―	○	―	○
心疾患, 緑内障, 前立腺肥大などを確認	○	○	○	○
前日の 21 時から絶飲食	○	○	○ ＊前日に下剤 ＊低残渣食	○ ＊前日に下剤 ＊当日に経口 腸管洗浄剤
検査直後の食事	可 ＊下剤を服用	不可	可	可

内視鏡検査で鎮静剤を使用した場合は検査後の車の運転は不可.

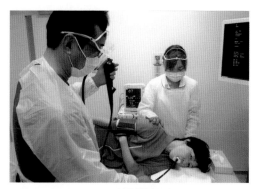

図 2-67　上部消化管内視鏡検査
（写真提供：加藤卓次）

　造影検査と内視鏡検査ともに検査前日の21時以降は絶飲食とする．検査の直前に，胃腸の蠕動運動を抑制する目的で抗コリン薬を筋肉注射する．抗コリン薬は副交感神経の作用を抑制するため，頻脈，眼圧上昇，排尿障害などの副作用がある．したがって，心疾患，緑内障，前立腺肥大の有無を前もって確認する（これらの疾患がある患者にはグルカゴンを使用する）．

　内視鏡検査は内視鏡を挿入する前に咽頭部に局所麻酔をするため，検査後は咽頭部の麻酔がきれて誤嚥の危険性がなくなるまで絶飲食とする．造影検査では麻酔を使用しないので，検査後はすぐに食事が可能であるが，バリウムを速やかに排泄させるために下剤を服用する．

　内視鏡検査は診断だけでなく治療にも幅広く応用されている．誤嚥した異物やアニサキスの除去術，食道狭窄などでのバルーン拡張術，ポリープ切除術，消化性潰瘍の出血に対する止血術，食道静脈瘤での内視鏡的硬化療法などである．また，早期癌に対する内視鏡的粘膜切除術（EMR）や内視鏡的粘膜下層切開剥離術（ESD）も普及してきている．これらの治療は入院のうえ施行することが多い．

　下部消化管の検査にも，肛門から造影剤（バリウム）を注入してX線で透視する造影検査と，内視鏡を挿入して直視下に観察する内視鏡検査がある．検査前に妊娠や抗凝固薬の服用

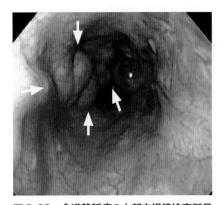

図2-68　食道静脈瘤の上部内視鏡検査所見

（写真提供：加藤卓次）

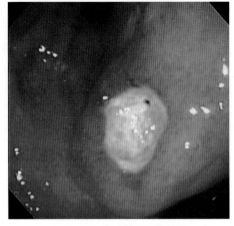

図2-69　胃潰瘍の内視鏡像

胃体下部の活動期潰瘍で，潰瘍底は白苔に覆われ，周囲は浮腫状に隆起している．

（写真提供：加藤卓次）

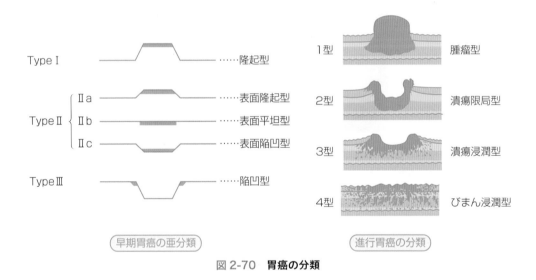

図2-70　胃癌の分類

の有無を確認すること，抗コリン薬の使用と注意点などは，上部消化管の検査と同様である．

　造影検査では検査前日より低残渣食（21時以降は絶食）とし，下剤を服用する．内視鏡検査では検査当日に経口腸管洗浄剤を1〜2L服用し，便が淡黄色の水様になったことを確認して検査を行う．高齢者や内視鏡による治療（ポリープ切除術など）を行うときは，入院のうえ施行することが多い．ポリープ切除術などでは切除部からの出血や腸管穿孔の合併症に注意する必要がある．

　最近は内視鏡検査を行う際に患者の苦痛を和らげるために鎮静剤を使用することも多い．検査中の呼吸抑制には注意する必要がある．検査後は眠気が残るため車の運転は禁止である．

疾患との関係

1. 食道静脈瘤：造影検査では縦走する数珠状の陰影欠損像として描出される．内視鏡検

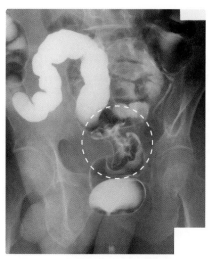

図 2-71　直腸癌の下部消化管造影検査
（アップルコアサイン）

表 2-53　潰瘍性大腸炎とクローン病

	潰瘍性大腸炎	クローン病
好発部位	直腸～全大腸 直腸から始まる連続病変	全消化管（回腸末端部） 非連続性の病変
造影・内視鏡検査の所見	多発性潰瘍，鉛管状， 偽ポリポーシス	縦走潰瘍，敷石像
合併症	大腸癌	難治性の痔ろう

査では静脈瘤を肉眼的に確認することができる（図2-68）．赤色所見を認めるものは破裂の危険性が高いために結紮術や硬化療法などの予防処置が必要である.

2. **食道癌**：造影検査では食道陰影の辺縁不整や陰影欠損像として描出される．内視鏡検査で早期食道癌を検出するためにはルゴールを塗布し，不染部位の生検を行う.

3. **胃・十二指腸潰瘍**：造影検査では潰瘍部に造影剤が溜まったニッシェ像を認める．胃角や十二指腸球部の変形など間接所見を伴う．内視鏡検査では潰瘍の陥凹や出血の状態を肉眼的に観察することができる（図2-69）．活動期～瘢痕期に分類することができ，瘢痕期は粘膜ひだの集中のみとなる.

4. **胃癌**：陥凹型，平坦型，隆起型などのタイプにより造影検査や内視鏡検査での所見が異なる．早期胃癌を発見するためには，造影検査では微細な不整陰影斑や粘膜隆起などを，内視鏡検査では微細な隆起や陥凹，色調の変化，粘膜ひだの不整集中などを注意深く観察する必要がある（図2-70）．生検によって確定診断を行う.

5. **大腸癌**：進行性の大腸癌は造影検査で全周性の不整な狭窄（アップルコアサイン）が特徴的である（図2-71）．大腸癌が疑わしい病変は内視鏡検査で生検を行ったうえで確定診断する.

6. **潰瘍性大腸炎，クローン病**：両者ともに再燃と寛解を繰り返す難治性の慢性炎症性腸疾患であるが，好発部位や画像検査の所見が異なる（表2-53）.

その他の検査

気管支鏡検査

＊内視鏡を口から挿入し，声帯を通過して気管支のほうに進める．肺の病変部の様子を観察するとともに，細胞や細菌を採取することができる（図2-72）．肺癌や感染症の確定診断に有用である．病変部に注入した生理食塩水を回収して検体を得る気管支肺胞洗浄（BAL）と，病変部の細胞を直接に採取する経気管支肺生検（TBLB）がある．検査中は内視鏡が声帯を通っているので患者は声を出すことができない．したがって，苦痛時には手を挙げるなどの合図を決めておく必要がある．胃内に食物残渣があると嘔吐による誤嚥などの可能性があるため，検査の4時間前から絶食（飲水も2時間前から禁止）であり，検査後も咽喉頭部の麻酔が覚めるまで2時間は絶飲食である．

膀胱鏡検査

＊外尿道口から内視鏡を挿入し，尿道と膀胱の病変（膀胱腫瘍など）の観察を行う．軟らかくて屈曲する軟性膀胱尿道鏡とまっすぐな硬性膀胱尿道鏡がある．膀胱尿道鏡検査は患者の苦痛を伴うために，検査時に十分な注意が必要である．排尿後に砕石位（仰臥位で股と膝関節を屈曲して開脚した体位）をとらせ，外尿道口から尿道にかけて局所麻酔を行う．検査中は腹筋を緊張させない（腹圧をかけない）ように注意する．膀胱鏡の挿入や生検などの手技による損傷の可能性があるので，検査後は出血や疼痛の有無をチェックする．十分に飲水させて排尿を促すことも大切である．

眼底検査

＊眼底は体外から血管を直接に観察できる唯一の場所であるため，眼疾患だけでなく全身疾患でも重要な検査である．糖尿病網膜症や高血圧性網膜症の進行度を判定することができる．散瞳剤を点眼して散瞳させて検査することが多い．散瞳剤の影響が消えるまで4～5時間かかるため，検査後は車の運転をしないように注意する．

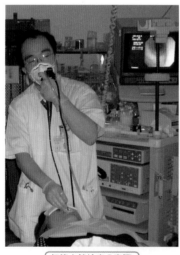
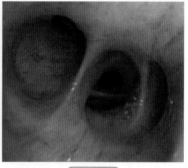

気管支鏡検査の実際　　　　　　　　　右中間幹

図 2-72　気管支鏡検査

（写真提供：市岡正彦）

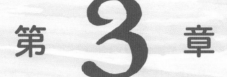

第 3 章

症例で学ぶ, 検査データから
病態を把握するポイント

case 1

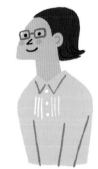

患　　者	46 歳 女性，高校教師

主　　訴　微熱，動悸　　**既往歴**　特記事項なし

家族歴　特記事項なし　　**生活歴**　喫煙（－），飲酒（－）

現病歴　半年前より微熱が持続し，体重が減少（5 kg/ 半年）した．数日前より動悸と脈の不整が顕著となったため来院した．

身体所見　身長 158 cm，体重 42 kg，体温 37.4℃，脈拍 96/分（不整），血圧 156/82，心音・呼吸音に異常なし，腹部に異常なし，四肢に異常なし，皮疹なし

検査所見

- 検尿　タンパク（－），糖（－），潜血（－）

- 検便　潜血（－）

- 血計　Hb 10.6 g/dL，MCV 87.9，白血球 5,350/μL，血小板 32.9万 /μL

- 生化学　総タンパク 7.1 g/dL，総ビリルビン 0.7 mg/dL，AST 18 U/L，ALT 14 U/L，γ-GT 22 U/L，LD 177 U/L，BUN 14.3 mg/dL，クレアチニン 0.5 mg/dL，尿酸 6.3 mg/dL，血糖 90 mg/dL，総コレステロール 138 mg/dL，トリグリセリド 114 mg/dL，ナトリウム 140 mEq/L，カリウム 4.1 mEq/L，鉄 76 μg/dL

- 血清学　CRP 0.1 mg/dL，抗核抗体（－），リウマチ反応（－）

- 腫瘍マーカー　CEA 2 ng/mL，SCC 1.0 ng/mL，CA125 36 U/mL

- 内分泌検査　FT4 5.6 ng/mL，TSH 0.1 μU/mL 以下

- 感染症検査　クオンティフェロン（－）

- 胸部 X 線　**図 3-1**

- 心電図（Ⅰ～Ⅲ誘導）　**図 3-2**

- 上部消化管造影検査　異常なし

- 腹部超音波検査　異常なし

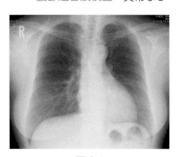

図 3-1

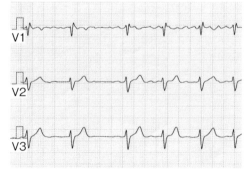

図 3-2

どの検査値に注目して，どのような病態を考えるか？
これから精密検査や治療をどのように進めるべきか？

1　微熱の原因は何か？

　発熱の原因としては感染症，悪性腫瘍，膠原病などがある．本症例では特定の疾患を示唆する症状に乏しいため，検査結果から原因疾患を探していく必要がある．まずは，CRPは陰性により感染症は否定的である．微熱が持続する場合に結核は疑うべきであるが，胸部X線に異常なく，血清診断のクオンティフェロンも陰性である．上部消化管造影検査，腹部超音波検査，腫瘍マーカーなど検索した範囲で悪性腫瘍を疑わせる所見もない．抗核抗体やリウマチ反応など膠原病を示唆する検査も陰性である．

　感染症はもとより，悪性腫瘍や膠原病でも活動期はCRPが陽性となることが多い．本症例のようにCRPが陰性で微熱が持続する場合は，甲状腺機能亢進症を疑うべきである．甲状腺検査に注目すると，FT4が増加してTSHは著減する典型的な甲状腺機能亢進症のパターンである．追加で行った超音波検査で甲状腺のびまん性腫大を認め，抗TSH受容体抗体が陽性であったためバセドウ病と診断した．

　バセドウ病ではメルゼブルグ3徴（甲状腺腫，眼球突出，頻脈）が有名だが，高齢者では診察時に甲状腺腫が目立たないこともある．また，典型的な眼球突出を認める症例は半数以下である．本症例で認めた体重減少，頻脈，高血圧，貧血，コレステロール低下傾向は甲状腺機能亢進に伴う変化と考えられる．抗甲状腺薬による治療を開始するべきである．

2　脈の不整をどう考えるか？

　甲状腺機能亢進による頻脈だけなら脈は整のはずである．脈の異常を診断するためには心電図に注目する必要がある．QRS波は間隔が不規則であるが，波形はほぼ正常である．一方，P波は消失して細かい不規則な波形（f波）が持続している．心房細動に特徴的な所見である．

　バセドウ病では甲状腺ホルモンによる心機能の亢進に伴い，心房細動を発症することがある．甲状腺機能の正常化とともに改善することが多いが，心房細動が続いている間は抗凝固療法も考慮するべきである．

3 本症例の病態と検査異常

①バセドウ病

②甲状腺機能亢進症

③心房細動

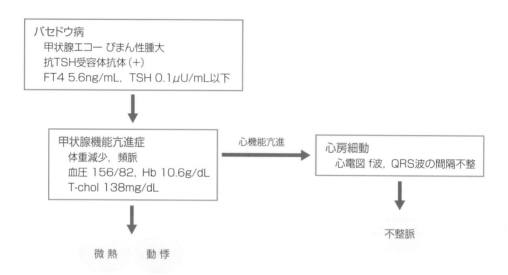

本症例から学ぶべきポイント

✓発熱患者では感染症，悪性腫瘍，膠原病などの可能性を考えて検査を読む

✓CRP陰性の微熱は甲状腺機能亢進の可能性がある

✓すべての患者で教科書どおりの典型的な症状があるとは限らない（バセドウ病でも甲状腺腫や眼球突出を認めない症例など）

✓不整脈を認めたら心電図で原因を検索する

✓1人の患者に複数の疾病が存在する可能性を念頭に置く

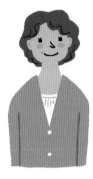

患　者	55歳 女性，主婦

主　訴	右側腹部痛	既 往 歴	特記事項なし

家 族 歴	特記事項なし	生 活 歴	喫煙（−），飲酒（−）

現 病 歴　1〜2ヵ月前より悪心がある．昨夜より右側腹部に激しい痛みがあり，持続するため来院した．

身体所見　身長 156cm，体重 44kg，体温 37.2℃，脈拍 88/分，血圧 146/82，心音・呼吸音に異常なし，右背部に叩打痛あり，四肢に異常なし

検査所見

- 検尿　タンパク（−），糖（−），潜血（4＋）

- 血計　Hb 12.9g/dL，白血球 8,840/μL，血小板 23.7万/μL

- 生化学　総タンパク 7.3g/dL（電気泳動：異常所見なし），アルブミン 4.2g/dL，総ビリルビン 0.7mg/dL，AST 18U/L，ALT 15U/L，γ-GT 21U/L，LD 259U/L，BUN 17.7mg/dL，クレアチニン 0.7mg/dL，尿酸 4.7mg/dL，血糖 99mg/dL，総コレステロール 210mg/dL，トリグリセリド 141mg/dL，ナトリウム 138mEq/L，カリウム 4.1mEq/L，カルシウム 11.2mg/dL

- 血清学　CRP 0.8mg/dL

- 腫瘍マーカー　CEA 4ng/mL，SCC 1.2ng/mL，NSE 6ng/mL

- 内分泌検査　FT4 1.6ng/mL，インタクトPTH 22pg/mL

- 胸部X線　図3-3

- 心電図　異常なし

- 腹部超音波検査　図3-4

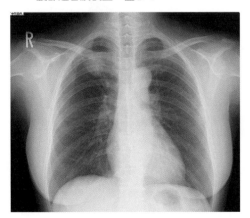

図 3-3

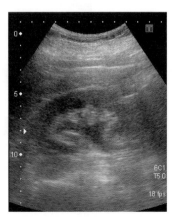

図 3-4

どの検査値に注目して，どのような病態を考えるか？
これから精密検査や治療をどのように進めるべきか？

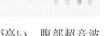

1　右腹部痛の原因は何か？

　突然の右側腹部痛があり，検尿で血尿を認める．尿路結石の可能性が高い．腹部超音波検査（図3-4）にて右腎に水腎症の所見を認め，右尿管結石と診断した．

　鎮痛薬投与と十分な補液を行い，自然排石がない場合は体外衝撃波結石破砕術（ESWL）を考慮する．

2　ほかの病態を見落としていないか？

　カルシウムの値が高いことに気づいたであろうか．高カルシウム血症が尿路結石の誘因となった可能性もある．1〜2ヵ月前からの悪心も高カルシウム血症の影響かもしれない．高カルシウム血症を引き起こす代表的な疾患は副甲状腺機能亢進症であるが，インタクトPTHはむしろ基準値の下限である．多発性骨髄腫を疑うような貧血やMタンパクも認めない．

　胸部X線写真（図3-3）に注目して欲しい．鎖骨と重なって見落としやすいが，右上肺野に腫瘤影を認める．非喫煙者の女性であっても肺癌は発症する．腫瘍マーカーの上昇がないことは肺癌の否定にはならない（通常，初期の肺癌では上昇しない）．図3-5に胸部CT像を示す．気管支肺胞洗浄による細胞診にて癌細胞が証明された．肺癌細胞が副甲状腺ホルモン関連タンパクを産生して，高カルシウム血症を引き起こした可能性がある．

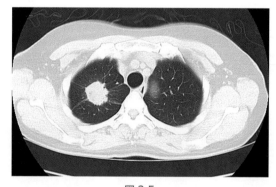

図 3-5

3 本症例の病態と検査異常

① 右尿管結石
② 高カルシウム血症
③ 肺癌

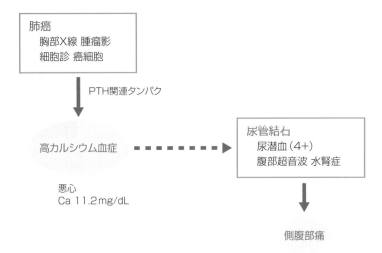

:::: **本症例から学ぶべきポイント**

✔ 側腹部痛と血尿があれば，尿路結石を疑って腹部超音波検査に注目する

✔ 高カルシウム血症は副甲状腺機能亢進，多発性骨髄腫，悪性腫瘍などを疑って検査を読む

✔ 胸部X線写真は隅々まで観察する．腫瘤影は肺癌の可能性がある

✔ 腫瘍マーカーの上昇がないことは，悪性腫瘍の存在を否定する根拠にはならない

case 3

患　　者	62歳 男性，会社経営
主　　訴	吐血
既 往 歴	外傷で輸血（16歳）
家 族 歴	特記事項なし
生 活 歴	喫煙10年前より禁煙，飲酒 機会飲酒
現 病 歴	10年前より肝障害を指摘され，近医に通院加療中である．今回，昼食後に大量の吐血があり，救急車で救急外来に搬送された．
身体所見	身長167cm，体重63kg，体温36.2℃，脈拍98/分，血圧88/40，意識は清明，顔面は蒼白，心音・呼吸音に異常なし，前胸部にクモ状血管腫と女性化乳房あり，腹部に異常なし，四肢に冷感あり

検査所見

- 検尿　排尿なし

- 血計　Hb 12.2g/dL，MCV 82.3，白血球 3,680/μL，血小板 9.3万/μL

- 生化学　総タンパク 6.5g/dL，アルブミン 3.2g/dL，総ビリルビン 1.8mg/dL，AST 164U/L，ALT 132U/L，γ-GT 102U/L，ALP 392U/L，LD 301U/L，BUN 38.3mg/dL，クレアチニン 1.1mg/dL，血糖 121mg/dL，総コレステロール 139mg/dL，トリグリセリド 182mg/dL，アンモニア 65μg/dL，ナトリウム 140mEq/L，カリウム 4.2mEq/L，鉄 77μg/dL

- 血清学　CRP 0.7mg/dL，HBs抗原（−），HCV抗体（＋）

- 凝固　PT 14秒（PT活性 70％）

- 腫瘍マーカー　AFP 148ng/mL（AFP-L3 陽性）

- 胸部X線　異常所見なし

- 心電図　異常所見なし

- 上部消化管内視鏡検査　図3-6

- 腹部超音波検査　図3-7

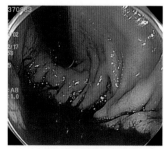

図3-6

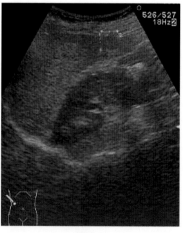

図3-7

どの検査値に注目して，どのような病態を考えるか？
これから精密検査や治療をどのように進めるべきか？

1　内視鏡の写真から何がわかるか？

　図3-6の上部に内視鏡ファイバー自体が写っている．つまり内視鏡ファイバーを反転させて，胃の入口付近（噴門部）を観察しているわけである．写真の下部には大量の血液が貯留している．血液でわかりにくいが静脈瘤ができており，噴門部の胃静脈瘤の破裂による出血であると考えられる．

　内視鏡的静脈瘤結紮術（EVL）などによる止血を試みるべきである．図3-8の左はEVLを施行中，右は施行翌日の内視鏡写真である．

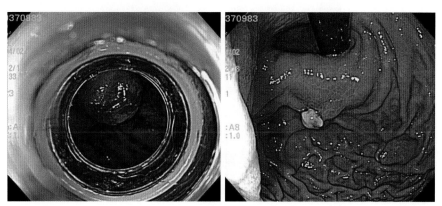

図 3-8

2　全身状態をどう考えるか？

　小球性の軽度貧血と血清鉄の減少から判断して，以前より静脈瘤から持続的に少量の出血があったことが推測される．BUNの増加も消化管出血に伴う変化と思われる．今回の大量出血によって，ヘモグロビンの低下がこれから顕著化すると予測される．血圧低下と尿量減少は出血性ショックを示唆する．

　輸液や昇圧剤の投与を行いながら，早急に輸血の準備を行うべきである．

3　肝臓の状態をどう考えるか？

　トランスアミナーゼ（AST，ALT）の軽度上昇あり，アルブミンの低下やPT活性の低下から肝硬変の状態と考えられる．クモ状血管腫と女性化乳房などの身体所見も肝硬変に伴うものである．HCV抗体陽性よりC型肝炎ウイルスによる肝硬変と診断できる．16歳時の

輸血によって感染した可能性が高い．言うまでもなく，今回の吐血の原因となった食道胃静脈瘤も肝硬変による門脈圧亢進が原因である．

　ところで，腹部超音波検査（図3-7）で円形の低エコー領域（写真でマーカーがついている）に気づいたであろうか．肝硬変の患者では常に肝細胞癌の合併に注意する必要がある．肝細胞癌ではAFPが初期より上昇することが多い．肝硬変だけでも軽度上昇するが，AFP-L3陽性は肝細胞癌の合併を示唆する．本症例でもCTにて肝右葉後下区域に径12mmの肝細胞癌を認めた（図3-9）．

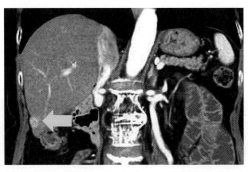

図 3-9

4 本症例の病態と検査異常

①胃静脈瘤からの出血
②出血性ショック
③肝硬変（C型肝炎）
④肝細胞癌

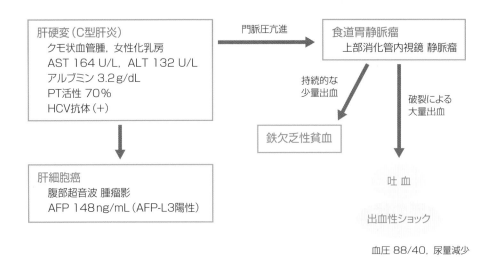

▦▦ **本症例から学ぶべきポイント**

☑ 慢性肝障害の患者が吐血した場合は，食道胃静脈瘤の破裂の可能性を考える

☑ 吐血の精査治療には上部消化管内視鏡検査が不可欠である

☑ 大量出血があっても，ヘモグロビン値が瞬時に低下するわけではない

☑ 肝硬変の患者では肝細胞癌の合併を念頭に腹部超音波像を注意深く観察する

case 4

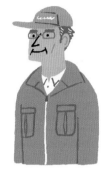

患　　者	67歳 男性，町工場経営
主　　訴	呼吸困難　　　**既 往 歴**　胃潰瘍（30歳）
家 族 歴	特記事項なし
生 活 歴	喫煙 20 ～ 30 本 / 日，飲酒 日本酒 1 合 / 日
現 病 歴	数年前より咳と痰が多く，しだいに階段の昇降で息切れがするようになった．昨日より 38℃の発熱と関節痛がある．呼吸困難のため休みながらしか歩けなくなった．受診した近医で経皮的酸素飽和度（SpO_2）が 92 ％であったため紹介されて来院した．
身体所見	身長 172 cm，体重 52 kg，体温 38.8℃，脈拍 88/ 分，血圧 136/72，ビール樽状の胸郭，心音に異常なし，呼吸音は連続性ラ音を聴取，腹部に異常なし，四肢に異常なし

検査所見

- 検尿　タンパク（＋），糖（－），潜血（－）

- 血計　Hb 15.2 g/dL，白血球 4,860/μL，血小板 30.5万 /μL

- 生化学　総タンパク 6.6 g/dL，AST 41 U/L，ALT 35 U/L，γ-GT 82 U/L，LD 203 U/L，BUN 18.7 mg/dL，クレアチニン 0.9 mg/dL，尿酸 6.8 mg/dL，CPK 217 U/L，血糖 105 mg/dL，総コレステロール 202 mg/dL

- 血清学　CRP 5.7 mg/dL

- 迅速検査　クオンティフェロン（－），インフルエンザ検査（＋）

- 動脈血ガス　pH 7.32，PaO_2 66 mmHg，$PaCO_2$ 50 mmHg

- 胸部 X 線　図 3-10

- 心電図　洞頻脈

- 肺機能検査　%肺活量 86 ％，1 秒率 62 ％（β刺激薬の吸入で改善しない）

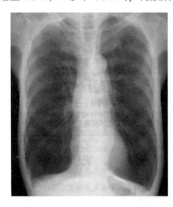

図 3-10

どの検査値に注目して，どのような病態を考えるか？
これから精密検査や治療をどのように進めるべきか？

1　基礎にある呼吸器疾患は何か？

　胸部X線写真（図3-10）をみて，両肺が大きいと感じたら，まずは合格点である．肺の過膨張があり，横隔膜の平坦化や滴状心を呈している．慢性閉塞性肺疾患（COPD）に特徴的な所見である．胸部CTでは無構造低吸収域を認めるはずである．

　肺機能検査では1秒率の低下があり閉塞性換気障害のパターンである．β刺激薬の吸入で改善しない点が気管支喘息と異なる．これに残気量の増加が証明できれば，COPDに典型的な所見といえる．

　ヘビースモーカーであり，慢性的な咳・痰の病歴，ビール樽状の胸郭や連続性ラ音の身体所見もCOPDを示している．禁煙，薬物療法，運動療法など包括的呼吸リハビリテーションを行っていく必要がある．

2　呼吸状態の評価と増悪の原因は？

　呼吸状態から判断してヒュー・ジョーンズ分類でIV度の呼吸困難を呈していると考えられる．動脈血ガスは低酸素血症と高二酸化炭素血症があり，II型呼吸不全のパターンである．また，pH＜7.4なので呼吸性アシドーシスの状態である．酸素投与はCO_2ナルコーシスを引き起こす可能性があるので，少量から慎重に開始する必要がある．

　COPDでは気道感染により呼吸状態が急性増悪することが多い．胸部X線で肺炎像はなく，白血球の増加がないため細菌感染症は否定的である．インフルエンザ迅速検査が陽性であり，インフルエンザ感染による呼吸状態の悪化と考えられる．抗インフルエンザ薬の投与を行うべきである．

3　本症例の病態と検査異常

①慢性閉塞性肺疾患（COPD）
②インフルエンザ感染症
③II型呼吸不全
④呼吸性アシドーシス

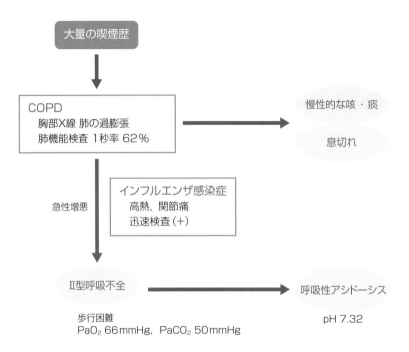

本症例から学ぶべきポイント

✔ 慢性の咳・痰がある喫煙者はCOPDを念頭に胸部X線で肺の過膨張の有無に注目する

✔ β刺激薬で改善しない閉塞性換気障害はCOPDを示唆する

✔ 呼吸困難の患者は動脈血ガスで呼吸不全の診断を行う

✔ COPDの急性増悪では引き金となった感染症を検索する

case 5

患　　者	42歳 女性，デパート店員

主　　訴 頭痛　　　　**既 往 歴** 特記事項なし

家 族 歴 特記事項なし　**生 活 歴** 喫煙（−），飲酒（−）

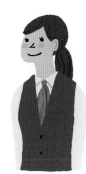

現 病 歴 半年前より月経時に出血量が多く，皮下出血をしやすくなった．本日，就業中に突然の激烈な頭痛を訴え，嘔吐をした．意識レベルの低下もあり，救急車にて来院した．

身体所見 身長 156cm，体重 46kg，体温 36.2℃，脈拍 82/分，血圧 136/82，意識は普通の呼びかけで容易に開眼する，項部硬直あり，心音・呼吸音に異常なし，腹部に異常なし，四肢に異常なし

検査所見

- 検尿　タンパク（−），糖（−），潜血（−）

- 血計　Hb 10.1g/dL，MCV 76.7，白血球 7,980/μL（分画に異常なし），血小板 3.4万/μL

- 生化学　総タンパク 7.6g/dL，総ビリルビン 0.5mg/dL，AST 15U/L，ALT 12U/L，γ-GT 23U/L，LD 167U/L，BUN 13.5mg/dL，クレアチニン 0.6mg/dL，血糖 92mg/dL，総コレステロール 179mg/dL，トリグリセリド 105mg/dL，鉄 18μg/dL，フェリチン 20ng/dL

- 血清学　CRP 0.2mg/dL，抗核抗体（−）

- 血液凝固　PT 12秒（INR 1.1），APTT 38秒，FDP 3.5μg/mL

- 胸部X線　異常なし

- 心電図　異常なし

- 頭部CT　図3-11

- 3D-CTアンギオグラフィ　図3-12

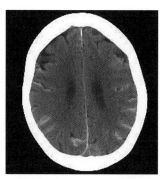

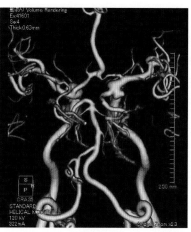

図3-11　　　　　　　　　　　図3-12

どの検査値に注目して，どのような病態を考えるか？
これから精密検査や治療をどのように進めるべきか？

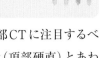

1　頭痛の原因は何か？

　突然の激しい頭痛と意識レベルの低下（JCS Ⅱ-10）があり，まずは頭部CTに注目するべきである．脳溝に沿った高吸収域を左右対称性に認める．髄膜刺激症状（項部硬直）とあわせて，くも膜下出血と診断できる．3D-CTアンギオグラフィにて中大脳動脈に動脈瘤を認める．

　全身管理を行うとともに，脳外科にて動脈瘤頸部クリッピング術などを考慮する必要がある．

2　ほかの病態を見落としていないか？

　数ヵ月前より出血傾向があり，慢性出血による鉄欠乏性貧血を認める．血小板数が著減していることに気づいたであろうか．凝固系には異常がない．特発性血小板減少性紫斑病（ITP）の可能性が高い．くも膜下出血の病状が安定すれば，ほかの血液疾患を鑑別するために骨髄穿刺による精査が必要である．ピロリ菌感染がITPの発症と関与していることも知られているため，ピロリ菌の検査も行うべきである．

　ITPによる出血傾向が，動脈瘤破裂の誘因の一つとなった可能性も否定できない．

3　本症例の病態と検査異常

①くも膜下出血
②脳動脈瘤
③特発性血小板減少性紫斑病（ITP）
④鉄欠乏性貧血

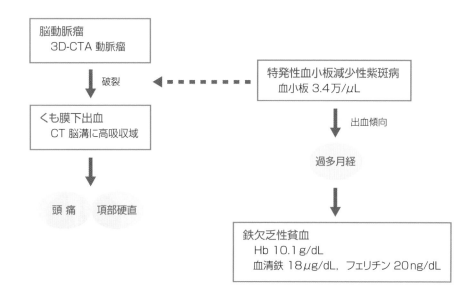

🔲 **本症例から学ぶべきポイント**

✅ 突然の激しい頭痛はくも膜下出血を疑って頭部CTに注目する

✅ 出血傾向がある場合は血小板数と凝固検査をチェックする

✅ 致死的な病態の緊急対応をしながらも，基礎疾患や合併症の有無に目を配る

case 6

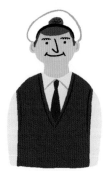

患　　者	56歳 男性，タクシー運転手
主　　訴	胸痛
既往歴	虫垂炎（17歳）
家族歴	父親が糖尿病
生活歴	喫煙 20本/日，飲酒 日本酒2合/日
現病歴	5年前より高血圧を指摘されるも放置している．3ヵ月前から階段昇降時などに前胸部痛の発作がある．胸痛は数分間ほど持続するも，安静にて自然に軽快する．最近，胸痛発作の頻度が増しているので来院した．
身体所見	身長 170cm，体重 82kg，腹囲 88cm，体温 36.5℃，脈拍 78/分，血圧 174/98，心音・呼吸音に異常なし，腹部に異常なし，四肢に異常なし

検査所見

- 検尿　タンパク（－），糖（－），潜血（－）

- 血計　Hb 14.8g/dL，白血球 5,060/μL，血小板 25.5万/μL

- 生化学　総タンパク 7.3g/dL，総ビリルビン 1.8mg/dL，AST 48U/L，ALT 66U/L，γ-GT 182U/L，LD 180U/L，BUN 13.8mg/dL，クレアチニン 0.8mg/dL，CK 216U/L，尿酸 6.2mg/dL，空腹時血糖 132mg/dL，総コレステロール 255mg/dL，LDLコレステロール 192mg/dL，HDLコレステロール 52mg/dL，トリグリセリド 386mg/dL，HbA1c 7.2%

- 血清学　CRP 0.1mg/dL，HBs抗原（－），HCV抗体（－）

- 胸部X線　異常所見なし

- 心電図　（安静時）異常所見なし，（運動負荷後）図3-13

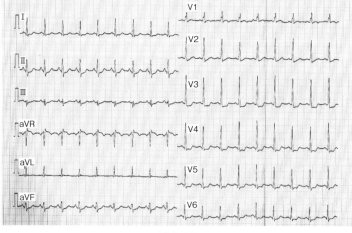

図3-13

どの検査値に注目して，どのような病態を考えるか？これから精密検査や治療をどのように進めるべきか？

1 心電図をどう読むか？

労作時に発症して数分間持続する胸痛発作を繰り返しており，労作性狭心症が疑われる．まずは心電図に注目するべきであるが，安静時の心電図に異常所見は認めない．ところが，運動負荷後の心電図（図3-13）でST低下があることに気づいたであろうか．V3〜V5の誘導を中心にST低下が目立つ．労作性狭心症の所見である．胸痛発作の頻度が増していることから，臨床的には不安定狭心症であり要注意である．なお，ASTの軽度上昇はあるが，CKやLDHの上昇はなく，心電図所見とあわせて心筋梗塞は否定できる．

心臓カテーテル検査にて冠動脈の狭窄部位を確認し，経皮的冠動脈インターベンション（バルーン形成術，ステント留置）を考慮するべきである．

2 狭心症の危険因子は何があるか？

血糖とHbA1cが同時に糖尿病型であり，1回の検査で糖尿病と診断できる．LDLコレステロールとトリグリセリドの上昇があり脂質異常も存在する．腹囲の増大（内臓脂肪の蓄積）に加えて，高血圧，耐糖能異常，脂質異常症があることによりメタボリック症候群と診断できる．

本症例ではメタボリック症候群，糖尿病および喫煙が狭心症の発症要因となったと考えられる．

3 そのほかに検査値異常はないか？

軽度の肝機能障害を認める．B型/C型の慢性肝炎のウイルスマーカーは陰性である．γ-GTが高値であり，飲酒歴からアルコール性の脂肪肝などが疑われる．腹部超音波検査を行うべきである．

4 本症例の病態と検査異常

①労作性狭心症
②メタボリック症候群（脂質異常症，高血圧，耐糖能異常）

③糖尿病

④アルコール性肝障害

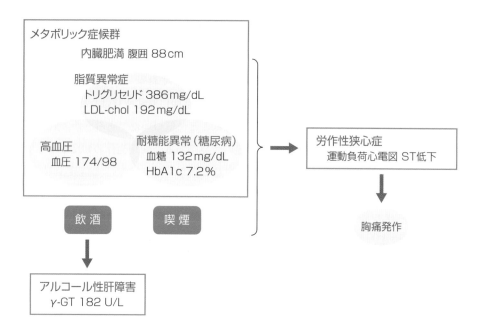

本症例から学ぶべきポイント

✔ 胸痛の鑑別診断に心電図は不可欠であり，安静時が正常でも運動負荷による ST 変化に注目する

✔ 虚血性心疾患（狭心症，心筋梗塞）では基礎疾患の検索を忘れない

✔ HBs 抗原（-），HCV 抗体（-）の場合は，B 型 /C 型慢性肝炎は否定できる

✔ 飲酒や喫煙の生活歴もあわせて検査データを解析する

case 7

患　　者	38歳 男性，会社員
主　　訴	黄疸
既 往 歴	特記事項なし
家 族 歴	特記事項なし
生 活 歴	喫煙（−），飲酒（−）

現 病 歴　生来健康である．2ヵ月前に社員旅行で東南アジアに行った．数日前から微熱があり全身倦怠感が著明である．友人から「目が黄色い」と指摘されて来院した．

身体所見　身長 171cm，体重 58kg，体温 37.2℃，脈拍 78/分，血圧 118/68，意識は清明，眼球結膜に黄染あり，心音・呼吸音に異常なし，腹部に異常なし，四肢に異常なし

検査所見

- **検尿**　タンパク（−），糖（−），潜血（−）

- **血計**　Hb 14.8g/dL，白血球 6,830/μL，血小板 27.3万/μL

- **生化学**　総タンパク 7.3g/dL，アルブミン 4.2g/dL，総ビリルビン 9.8mg/dL，直接ビリルビン 7.2mg/dL，AST 1,630U/L，ALT 1,460U/L，γ-GT 152U/L，ALP 412U/L，LD 376U/L，BUN 26.3mg/dL，クレアチニン 1.1mg/dL，CK 183U/L，血糖 97mg/dL，総コレステロール 189mg/dL，トリグリセリド 110mg/dL，アンモニア 48μg/dL

- **血清学**　CRP 0.3mg/dL，IgM-HA抗体（−），HBs抗原（＋），HBs抗体（−），HBe抗原（＋），HBe抗体（−），IgM HBc抗体（＋），HCV抗体（−）

- **凝固**　PT 15秒（PT活性 65％）

- **胸部X線**　異常所見なし

- **心電図**　異常所見なし

どの検査値に注目して，どのような病態を考えるか？ これから精密検査や治療をどのように進めるべきか？

1　肝臓の状態をどう評価するか？

　黄疸とトランスアミナーゼ（AST，ALT）の著明な上昇があり，急性肝炎に典型的な所見である．意識障害はなく，PT活性が40％を下回っていないので現時点で劇症肝炎の診断はできない．注意深い経過観察が必要である．

2 急性肝炎の原因は何か？

　東南アジアへの旅行歴はA型肝炎を思わせるが，IgM-HA抗体が陰性であるので，A型肝炎ウイルスによる急性肝炎は否定的である．IgM-HBc抗体，HBs抗原，HBe抗原が陽性であり，B型肝炎ウイルスによる急性肝炎の病初期に特徴的な所見である．

　C型肝炎ウイルスによる急性肝炎の病初期ではHCV抗体はまだ出現しないため，HCV抗体の陰性は必ずしもC型急性肝炎を否定しない．しかし，本症例ではB型肝炎マーカーの典型的な所見からB型肝炎ウイルスによる急性肝炎と診断するのが現実的である．東南アジアでの旅行中に性感染症に罹ったことが推測される．

　なお，B型急性肝炎の1～2％は劇症化するが，残りの大多数の症例ではいずれHBs抗原とHBe抗原が陰性化し，HBs抗体とHBe抗体が陽性となって治癒することが期待される．

3 本症例の病態と検査異常

① B型肝炎ウイルスによる急性肝炎

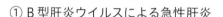

> B型肝炎ウイルスの初感染
> 　HBs抗原（＋），HBs抗体（－）：B型肝炎またはキャリア
> 　HBe抗原（＋），HBe抗体（－）：セロコンバージョン前
> 　IgM-HBc抗体（＋）：B型肝炎ウイルスの感染初期
> 　IgM-HA抗体（－）：A型肝炎ウイルスの感染初期は否定
> 　HCV抗体（－）：C型肝炎ウイルスの感染初期は否定できないが，慢性のC型肝炎は否定

> 急性肝炎
> 　総ビリルビン 9.8mg/dL
> 　AST 1,630 U/L，ALT 1,460 U/L
> 　アルブミン 4.2g/dL
> 　PT活性 65％：劇症肝炎の基準を満たさず

黄疸　　全身倦怠感

本症例から学ぶべきポイント

✓急性肝炎の原因ウイルスはIgM-HA抗体，IgM-HBc抗体，HBs抗原などで判断する
✓劇症化はPT活性で診断する

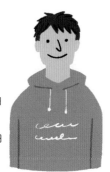

case 8

患　　者	22歳 男性，大学生
主　　訴	発熱，鼻出血　**既往歴** 特記事項なし
家族歴	特記事項なし　**生活歴** 喫煙（−），飲酒（−）
現病歴	生来健康である．5日前より38℃前後の発熱あり，昨日より鼻出血が持続している．本日，近医で白血球の著増を指摘され，紹介されて来院した．
身体所見	身長178cm，体重68kg，体温37.8℃，脈拍82/分，血圧108/68，心音・呼吸音に異常なし，腹部に異常なし，下肢の写真を図3-14に示す

検査所見

- **検尿**　タンパク（−），糖（−），潜血（＋）

- **血計**　Hb 11.2g/dL，白血球86,500/μL（分画は98％が異常細胞：図3-15），血小板0.8万/μL

- **生化学**　総タンパク6.8g/dL，総ビリルビン1.0mg/dL，AST 38U/L，ALT 36U/L，γ-GT 42U/L，LD 560U/L，BUN 26.8mg/dL，クレアチニン0.9mg/dL，尿酸8.2mg/dL，血糖96mg/dL，総コレステロール180mg/dL

- **血清学**　CRP 12.4mg/dL

- **凝固**　PT 20秒（INR 1.8），APTT 55秒，フィブリノゲン80mg/dL，FDP 45μg/mL

- **胸部X線**　異常所見なし

- **心電図**　洞性頻脈

- **骨髄検査**　有核細胞数55万/μL，95％以上が異常細胞

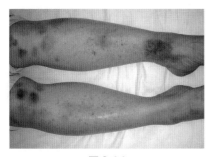

図 3-14

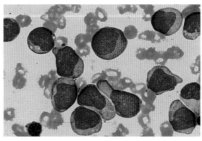

図 3-15

どの検査値に注目して，どのような病態を考えるか？
これから精密検査や治療をどのように進めるべきか？

1　パニック値はどれか？

　血計で白血球数と血小板数がパニック値である．日常診療において最も多く経験する白血球増加の原因は細菌感染症であるが，ここまで著増することはない．白血病の可能性が高い．図3-15の異常細胞は核／細胞質比が大きく，核網が繊細で，細胞質が好塩基性に富み，典型的な芽球（白血病細胞）であり，急性白血病と診断できる．慢性骨髄性白血病であれば，各成熟段階の好中球が増加するはずである．

　血小板の著減や骨髄像も急性白血病に合致した所見である．LDや尿酸の上昇も急性白血病に伴うものと考えられる．なお，下肢の写真（図3-14）は出血傾向に伴う皮下出血斑である．

　早急に，芽球の染色性や細胞表面マーカーの検索，染色体検査などによる急性白血病の病型を決定すると同時に，寛解導入療法と支持療法（無菌管理，血小板輸血など）を開始する必要がある．

2　凝固線溶系の異常は何を意味するか？

　PT延長，APTT延長，フィブリノゲン減少，FDP増加を認める．基礎疾患に急性白血病があり，播種性血管内凝固症候群（DIC）の併発を疑うべきである．DICの診断基準の造血障害型に照らし合わせると，本症例は一般止血検査のみでも7点となりDICと診断できる．鼻出血，皮下出血斑，尿潜血，ヘモグロビン低値などは出血傾向によるものであり，BUNの軽度高値も消化管出血の可能性を示している．

　急性白血病の治療と併行して，抗凝固療法などによるDICの治療を早急に開始する必要がある．

3　発熱の原因は何か？

　発熱とCRP上昇は白血病細胞の増殖による腫瘍性の反応とも考えられるが，正常白血球が著減した易感染状態であることを考慮すれば，重篤な感染症が合併している可能性を念頭に検査を進めるべきである．血液培養，喀痰培養などの各種培養検査による感染源の検索が必要である．

　無菌室管理を行い，広域スペクトラムの抗菌薬と抗真菌薬を投与するべきである．

4 本症例の病態と検査異常

①急性白血病
②播種性血管内凝固症候群（DIC）
③重症感染症（疑）

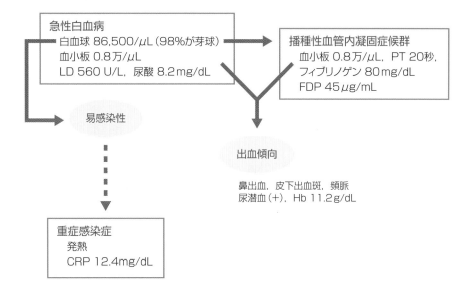

本症例から学ぶべきポイント

✔ 白血球の著増をみたら，白血病を疑って血球検査や骨髄検査に注目する
✔ 急性白血病ではDICの合併症を念頭にFDPに注目し，診断基準に照らし合わせる
✔ 発熱があるときは重症感染を疑ってCRPに注目し，諸検査を進める

case 9

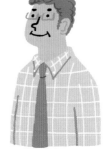

患　　者	58 歳 男性，会社員
主　　訴	動悸，息切れ　**既 往 歴**　痛風（38 歳）
家 族 歴	特記事項なし
生 活 歴	喫煙 10 本 / 日，飲酒 機会飲酒
現 病 歴	半年前に健診で軽度の貧血を指摘され，職場の診療所で鉄剤を投与された．その頃より，便秘傾向で腹部膨満感や下腹部痛があるも放置していた．最近，体動時の動悸と息切れが気になるようになり来院した．
身体所見	身長 168 cm，体重 70 kg，体温 36.8℃，脈拍 80/ 分，血圧 126/66，心音・呼吸音に異常なし，左下腹部に圧痛あり，四肢に異常なし

検査所見

- 検尿　タンパク（−），糖（−），潜血（−）
- 検便　便潜血（＋）
- 血計　Hb 10.2 g/dL，MCV 78.3，白血球 5,100/μL，血小板 40.5万 /μL
- 生化学　総タンパク 6.8 g/dL，総ビリルビン 0.8 mg/dL，AST 42 U/L，ALT 28 U/L，γ-GT 52 U/L，LD 289 U/L，BUN 48.3 mg/dL，クレアチニン 1.0 mg/dL，尿酸 7.8 mg/dL，血糖 110 mg/dL，総コレステロール 148 mg/dL，鉄 82 μg/dL，フェリチン 26 ng/dL
- 血清学　CRP 0.1 mg/dL
- 腫瘍マーカー　CEA 128 ng/mL，CA19-9 26 U/mL，SCC 1.4 ng/mL
- 胸部 X 線　異常所見なし
- 心電図　異常所見なし
- 上部消化管内視鏡検査　異常所見なし
- 下部消化管造影検査　図 3-16

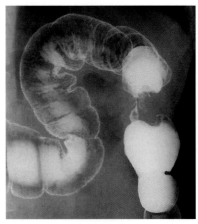

図 3-16

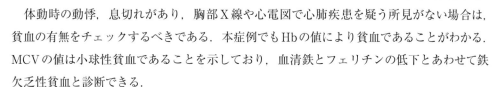

どの検査値に注目して，どのような病態を考えるか？
これから精密検査や治療をどのように進めるべきか？

1 動悸，息切れの原因は何か？

　体動時の動悸，息切れがあり，胸部X線や心電図で心肺疾患を疑う所見がない場合は，貧血の有無をチェックするべきである．本症例でもHbの値により貧血であることがわかる．MCVの値は小球性貧血であることを示しており，血清鉄とフェリチンの低下とあわせて鉄欠乏性貧血と診断できる．

　中高年の鉄欠乏性貧血は慢性出血によることが多く，原因疾患の精査が必要である．消化器の潰瘍や癌による出血，女性であれば子宮筋腫などによる過多月経の可能性も疑うべきである．本症例でクレアチニンは基準値であるのに，BUNの値が高いことに気づいたであろうか．BUNは腎機能障害以外にも消化管出血などで上昇する．便潜血陽性，腹部症状とあわせて消化管出血をきたす疾患の存在が強く疑われる．

2 下部消化管造影検査をどう読むか？

　下行結腸部にアップルコアサイン（図3-16）を認める．大腸癌に特徴的な所見である．腺癌の腫瘍マーカーであるCEAの上昇も大腸癌によると考えられる．

　内視鏡検査による病変部の生検で癌組織が証明できれば，大腸癌の確定診断ができる．CT検査により病変の広がりや遠隔転移の有無を検索し，手術療法の準備を進める．図3-17は手術で摘出した病変部の標本写真である．

　本症例は健診で軽度貧血を指摘された時点で大腸癌による慢性的な消化管出血が起きていた可能性が高い．鉄剤投与のみでなく原因精査をするべきであったと考える．

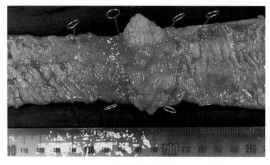

図 3-17

3　そのほかに検査値異常はないか？

　　尿酸値が高値である．大腸癌の癌細胞由来である可能性も否定はできないが，痛風の既往があり，痛風のコントロールができていないと考えるのが妥当であろう．

4　本症例の病態と検査異常

① 大腸癌（下行結腸癌）
② 鉄欠乏性貧血
③ 痛風

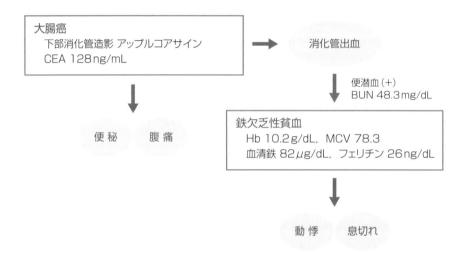

> #### 本症例から学ぶべきポイント
> ✔ 動悸，息切れは心肺疾患だけでなく貧血も疑って血球検査を読む
> ✔ フェリチン低下を伴う小球性貧血は鉄欠乏性貧血である
> ✔ 鉄欠乏性貧血では慢性出血の原因となる疾患の精査を忘れてはならない
> ✔ クレアチニンが基準値でBUNが高値の場合は消化管出血を疑う
> ✔ 大腸癌の確定診断には内視鏡検査の生検で癌細胞の証明が必要である

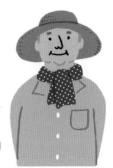

患　　者	59歳 男性，農業経営

主　　訴　胸痛　　　**既往歴**　特記事項なし

家族歴　特記事項なし

生活歴　喫煙30本/日，飲酒 ビール1本/日

現病歴　農園で激しい胸痛を訴えて苦悶しているところを家族が発見して，救急車で搬送した.

身体所見　身長 172cm，体重 82kg，体温 36.5℃，脈拍 100/分，血圧 82/48，心音・呼吸音に異常なし，腹部に異常なし，四肢は冷感が強い

検査所見

● 検尿　排尿なし

● 血計　Hb 13.3g/dL，白血球 12,310/μL，血小板 31.1万/μL

● 生化学　総タンパク 6.9g/dL，総ビリルビン 0.7mg/dL，AST 35U/L，ALT 28U/L，γ-GT 45U/L，LD 209U/L，BUN 26.3mg/dL，クレアチニン 1.0mg/dL，CK 739U/L，血糖 92mg/dL，総コレステロール 261mg/dL，HDLコレステロール 38mg/dL，LDLコレステロール 206mg/dL，トリグリセリド 476mg/dL，ナトリウム 140mEq/L，カリウム 4.3mEq/L，HbA1c 5.8%

● 血清学　CRP 2.2mg/dL

● 迅速検査　H-FABP（+），トロポニンT（+）

● 胸部X線　図3-18

● 心電図　図3-19

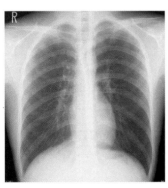

図 3-18

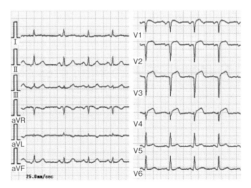

図 3-19

155

1　心電図をどう読むか？

　胸部X線（図3-18）に異常所見はない．心電図（図3-19）で胸部誘導V1〜V4にてST上昇と異常Q波を認める．前壁中隔の心筋梗塞に典型的な所見である．不整脈は認めない．採血結果でも，H-FABP陽性，トロポニンT陽性，白血球増加，CKの上昇を認める．しかし，ASTとLDはまだ上昇していない．発症後5〜6時間は経過していると推測される．

　心臓超音波検査による前壁の運動障害などを確認しながら，早急に心臓カテーテルによる経皮的冠動脈インターベンションの準備を行うべきである．図3-20に心臓カテーテルによる冠動脈造影を示す．Seg.6の完全閉塞を認める．右図はインターベンション（バルーン血管形成術，ステント留置術）後である．前下行枝の血流が再開していることがわかる．

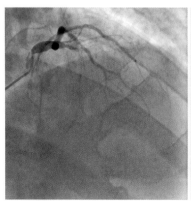
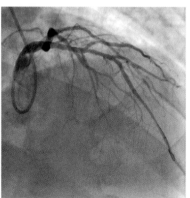

治療前（前下行枝 Seg.6 の完全閉塞）　　　　インターベンション後

図 3-20

2　全身状態をどう判断するか？

　血圧低下，尿量減少，四肢冷感は心筋梗塞による心原性ショックを起こしていることを示している．心不全（肺うっ血，頸静脈怒張）や腎前性急性腎不全（BUN，クレアチニン，カリウムの上昇）を示す所見は現在のところ明らかではないが，昇圧剤の投与など早急な対応が必要である．

3 心筋梗塞の基礎疾患は何か？

脂質異常症に気づいたであろうか．本症例では脂質異常症と喫煙が心筋梗塞の危険因子となったことが考えられる．

4 本症例の病態と検査異常

① 急性心筋梗塞（前壁）
② 心原性ショック
③ 脂質異常症

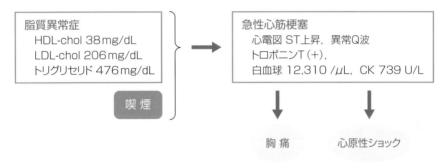

> ::::: **本症例から学ぶべきポイント**
>
> ✔ 激しい胸痛が持続している場合は急性心筋梗塞を念頭に心電図の ST 変化に注目する
> ✔ 心電図で異常所見のある誘導から心筋梗塞の部位を推測する
> ✔ 心電図と採血結果から心筋梗塞発症後の経過時間を推測する
> ✔ 心筋梗塞では合併症（ショック，重篤な不整脈，急性心不全など）に注意する

case 11

患　者	66歳 男性，自営業
主　訴	浮腫
既往歴	特記事項なし
家族歴	父親が糖尿病
生活歴	喫煙 10年前より禁煙，飲酒 日本酒1合／日
現病歴	10年前から2型糖尿病を指摘され食事療法や経口糖尿病薬の投与を受けていたが，2年前から自己判断で通院を中断していた．両足のしびれ感や飛蚊症を自覚するも放置していた．1週間前から下肢の浮腫があるため来院した．
身体所見	身長 162cm，体重 63kg，体温 36.8℃，脈拍 72／分，血圧 162/96，心音・呼吸音に異常なし，腹部に異常なし，四肢を中心に浮腫を認める

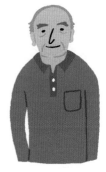

検査所見

- 検尿　タンパク（4＋），糖（3＋），潜血（＋），ケトン（−），一日尿タンパク 4.2g

- 血計　Hb 11.2g/dL，MCV 90.2，白血球 6,110/μL，血小板 27.3万/μL

- 生化学　総タンパク 5.6g/dL，アルブミン 2.7g/dL，総ビリルビン 1.2mg/dL，AST 39U/L，ALT 47U/L，γ-GT 75U/L，LD 213U/L，BUN 38.3mg/dL，クレアチニン 3.0mg/dL，空腹時血糖 382mg/dL，総コレステロール 286mg/dL，ナトリウム 140mEq/L，カリウム 4.4mEq/L，カルシウム 8.7mg/dL，HbA1c 12.6％，クレアチニンクリアランス 32mL/分

- 血清学　CRP 0.8mg/dL，HBs抗原（−），HCV抗体（−）

- 動脈血ガス　pH 7.36，PaO_2 88mmHg，$PaCO_2$ 38mmHg

- 胸部X線　異常所見なし

- 心電図　異常所見なし

どの検査値に注目して，どのような病態を考えるか？ これから精密検査や治療をどのように進めるべきか？

1　糖尿病のコントロールをどう評価するか？

　HbA1cの値からコントロールがきわめて不良であることがわかる．食事療法を徹底し，インスリン療法も含めた薬物療法の見直しをするべきである．また，しびれ感や飛蚊症の訴えもあり，糖尿病神経障害や網膜症が進行している可能性が高い．眼底検査による糖尿病網膜症の評価など合併症の検査も必要である．

2 腎臓の状態をどう考えるか？

　BUNとクレアチニンの上昇，クレアチニンクリアランスの低下は腎機能低下の所見である．貧血，高血圧，カルシウムの低下傾向は慢性的な腎不全を示している．糖尿病腎症による慢性腎不全と考えられる．腎機能検査，電解質異常（カリウムが正常上限），代謝性アシドーシスの程度などにより，慢性腎不全の第Ⅲ期と判断できる．

　また，本症例がネフローゼ症候群の診断基準を満たしていることに気づいたであろうか．高度のタンパク尿，低アルブミン血症，脂質異常症，浮腫を認める．糖尿病腎症の経過中にネフローゼ症候群を発症した状態である．

3 本症例の病態と検査異常

①2型糖尿病
②糖尿病腎症
③慢性腎不全（第Ⅲ期）
④ネフローゼ症候群

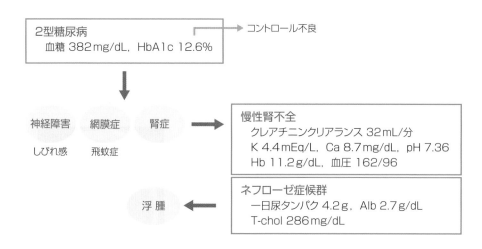

本症例から学ぶべきポイント

✔ 糖尿病のコントロールはHbA1cでみる
✔ コントロール不良の糖尿病では合併症（神経障害，網膜症，腎症）の有無に注目する
✔ 腎不全の病期は腎機能だけではなく電解質や動脈血ガスなどで総合的に判断する
✔ 糖尿病腎症の経過中にネフローゼ症候群を発症することがある

case 12

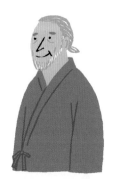

患　　者	74歳 男性，日本画家
主　　訴	左片麻痺　　既往歴　肺結核（20歳）
家族歴	特記事項なし
生活歴	喫煙10本／日，飲酒 日本酒1～2合／日
現病歴	数ヵ月前より「しゃべりにくい」，「手に力が入らない」，「転倒する」などの発作がときどきあったが，10分程度で軽快するため放置していた．本日の早朝より左半身に力が入らず，ろれつが回らなくなった．これらの症状が進行するため，救急車で来院した．
身体所見	身長 164cm，体重 58kg，腹囲 83cm，体温 36.1℃，脈拍 88／分（不整），血圧 186/108，意識は清明，心音・呼吸音に異常なし，腹部に異常なし，左片麻痺（不全麻痺）と構音障害あり

検査所見

- 検尿　タンパク（＋），糖（－），潜血（－）

- 血計　Hb 13.4g/dL，白血球 8,720/μL，血小板 33.6万/μL

- 生化学　総タンパク 6.9g/dL，総ビリルビン 1.0mg/dL，AST 46U/L，ALT 58U/L，γ-GT 152U/L，LD 218U/L，BUN 24.2mg/dL，クレアチニン 1.1mg/dL，尿酸 6.0mg/dL，血糖 120mg/dL，総コレステロール 258mg/dL，LDLコレステロール 198mg/dL，HDLコレステロール 58mg/dL，トリグリセリド 186mg/dL，HbA1c 6.7%

- 血清学　CRP 0.8mg/dL

- 胸部X線　異常なし

- 心電図　図3-21

- 頭部CT　図3-22

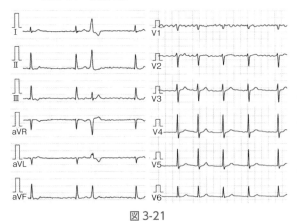

図 3-21

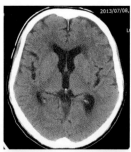
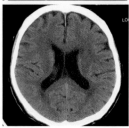

図 3-22

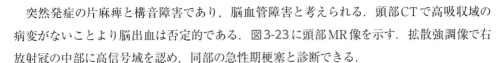

どの検査値に注目して，どのような病態を考えるか？
これから精密検査や治療をどのように進めるべきか？

1 片麻痺と構音障害の原因は何か？

突然発症の片麻痺と構音障害であり，脳血管障害と考えられる．頭部CTで高吸収域の病変がないことより脳出血は否定的である．図3-23に頭部MR像を示す．拡散強調像で右放射冠の中部に高信号域を認め，同部の急性期梗塞と診断できる．

全身管理，脳浮腫対策などを行いながら，血栓溶解療法を考慮する．

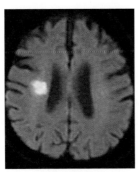

図3-23

2 脳梗塞の危険因子として何を有しているか？

脳梗塞には脳血栓症と脳塞栓症がある．本症例の臨床経過からは，数ヵ月前から一過性脳虚血発作（TIA）の既往があること，意識障害なく神経症状が緩徐に進行していることなどにより脳血栓症の可能性が高い．脳血栓症の危険因子として，高血圧，高血糖，脂質異常症，喫煙歴を有している．

さらに，図3-21の心電図に注目して欲しい．3拍目の心室性期外収縮に目がいったと思うが，全体的にQRS波の間隔が不整であることに気づいたであろうか．P波は消失して，細かい不規則な波形（f波）が持続している．心房細動に特徴的な所見である．心房細動は脳塞栓症の危険因子である．

つまり，臨床経過からは脳血栓症の可能性が強いが，脳血栓症と脳塞栓症の危険因子を有しており，今後は両方の危険因子に対する治療が必要である．

3 メタボリック症候群の診断ができるか？

本症例は，血圧，空腹時血糖，トリグリセリドの値はメタボリック症候群の基準を満たしているが，腹囲が85cm未満であるためメタボリック症候群とは診断できない．

　また，HbA1cは糖尿病型であるが，血糖が糖尿病型ではないため，糖尿病の診断も後日の再検査が必要である．後日に血糖が糖尿病型（空腹時血糖126mg/dL以上，随時血糖あるいは75gOGTTの2時間値200mg/dL以上）を満たせば糖尿病と診断できる．

4　本症例の病態と検査異常

① 脳梗塞
② 高血圧
③ 高血糖
④ 脂質異常症
⑤ 心房細動

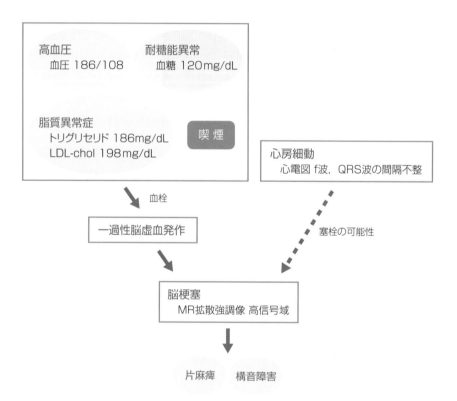

| 本症例から学ぶべきポイント |

✔ 突然発症の片麻痺や構音障害は脳血管障害を疑って頭部CTやMRIに注目する

✔ 頭部CTで高吸収域があれば脳出血，CTに異常なくMR拡散強調像で高信号域があれば脳梗塞である

✔ 脳血管障害では危険因子の検索も重要である

✔ HbA1c高値のみでは糖尿病の診断はできない

case 13

患　　者	82歳 女性，無職
主　　訴	悪心・嘔吐
既 往 歴	肺結核（20歳），子宮筋腫の手術（40歳）
家 族 歴	特記事項なし　生活歴　喫煙（−），飲酒（−）

現 病 歴　腰痛のため通院中の整形外科医院で貧血を指摘され，1年前から鉄剤を投与されている．しかし，貧血に改善傾向はない．最近，食欲低下や悪心・嘔吐があり，精査目的で紹介されて来院した．

身体所見　身長 148cm，体重 38kg，体温 36.8℃，脈拍 88/分，血圧 126/66，眼瞼結膜は貧血調，心音・呼吸音に異常なし，腹部に異常なし，四肢に異常なし

検査所見

- 検尿　タンパク（2＋），糖（−），潜血（＋）

- 血計　Hb 7.8g/dL（赤血球の連銭形成あり），MCV 94.9，白血球 3,060/μL（分画に異常なし），血小板 12.5万/μL

- 生化学　総タンパク 9.2g/dL（電気泳動：図3-24），アルブミン 3.2g/dL，総ビリルビン 1.2mg/dL，AST 38U/L，ALT 44U/L，γ-GT 32U/L，LD 250U/L，BUN 38.3mg/dL，クレアチニン 2.3mg/dL，尿酸 6.3mg/dL，CK 83U/L，血糖 102mg/dL，総コレステロール 190mg/dL，ナトリウム 142mEq/L，カリウム 4.3mEq/L，カルシウム 10.8mg/dL，鉄 260 μg/dL，フェリチン 420ng/dL，IgG 5,200mg/dL，IgA 80mg/dL，IgM 25mg/dL，クレアチニンクリアランス：40mL/分

- 血清学　CRP 1.8mg/dL

- 内分泌検査　インタクトPTH 18pg/mL

- 胸部X線　異常所見なし

- 心電図　洞性頻脈，心室性期外収縮が散発

- 骨髄検査　骨髄所見：有核細胞数25万/μL，75％が異常細胞（図3-25）

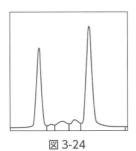

図 3-24

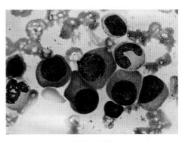

図 3-25

どの検査値に注目して，どのような病態を考えるか？
これから精密検査や治療をどのように進めるべきか？

1　貧血は鉄欠乏性貧血であったのか？

　整形外科医院では鉄欠乏性貧血を疑われて鉄剤を投与されているが，貧血は改善していない．MCVに注目すると，本症例が正球性貧血であることがわかる．鉄欠乏性貧血であれば小球性貧血のはずである．また，血清鉄とフェリチンの増加は不必要な鉄剤の長期投与により，鉄過剰状態になっていることを示している．つまり，本症例は鉄欠乏性貧血ではない．

2　貧血の原因疾患は何か？

　高齢者で腰痛（骨痛）と正球性貧血を認める場合は，多発性骨髄腫を念頭に検査を進めるべきである．総タンパクの増加があり，電気泳動（図3-24）でγグロブリンに急峻なピーク（Mタンパク）を認める．IgGの著増があり，逆にIgAとIgMが減少している．IgG型の多発性骨髄腫が強く疑われる．骨髄像（図3-25）は核が偏在し，細胞質の好塩基性が強い形質細胞の増加を認める．多発性骨髄腫に典型的な所見であり，タンパク尿，高カルシウム血症，腎機能障害も多発性骨髄腫に伴う変化として矛盾しない．

　全身の骨X線により病的骨折や抜き打ち像の有無を検索する必要がある．高齢者であるため，全身状態や臓器機能を加味して，化学療法を考慮する．

3　悪心・嘔吐の原因は何か？

　カルシウムの値が高値であることに気づいたであろうか．低アルブミン血症があるため，「実測のカルシウム濃度＋（4－アルブミン濃度）」の式で補正すると，10.8 ＋（4 － 3.2）＝ 11.6となり，パニック値に近い高カルシウム血症であることがわかる．PTHの増加はないので副甲状腺機能亢進症ではない．骨髄腫細胞による骨融解に伴う高カルシウム血症と考えられる．来院前に認めた食欲低下や悪心・嘔吐は高カルシウム血症の症状である可能性が高い．

　薬物投与（ビスホスホネート，カルシトニン）と輸液による治療を早急に開始すべきである．

4　そのほかに注目すべき検査値異常はないか？

　腎障害にも注目すべきである．BUNとクレアチニンの上昇，クレアチニンクリアランスの低下は腎機能障害を示している．乏尿，高血圧，電解質異常などはみられず，慢性腎不

全の病期分類としては第Ⅱ期に相当する．骨髄腫細胞が産生するMタンパクによる腎障害であり，高カルシウム血症も関与していると考えられる．

5　本症例の病態と検査異常

①多発性骨髄腫（IgG型）
②高カルシウム血症
③腎障害

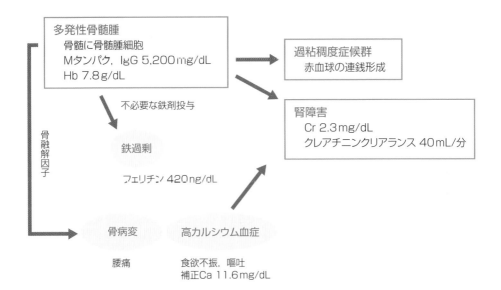

本症例から学ぶべきポイント

- 貧血を鉄欠乏性貧血と決めつけてはいけない
- 高齢者で腰痛（骨痛）と正球性貧血があれば，多発性骨髄腫も念頭に置いて検査を読む
- 多発性骨髄腫や悪性腫瘍で悪心があるときは，カルシウムの値に注意する
- 多発性骨髄腫では骨Ⅹ線や腎機能検査にも注目する

case 14

患　者	72歳 女性，主婦
主　訴	腹痛　**既往歴**　左卵巣腫瘍の摘出術（50歳）
家族歴	特記事項なし　**生活歴**　喫煙（−），飲酒（−）

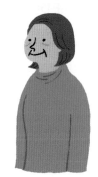

現病歴　数ヵ月前から全身倦怠感があり，ときどきめまいや気が遠くなるといった発作を起こすようになった．2〜3日前より腹痛と腹部膨満感が出現し，昨日より症状が増悪して頻回に嘔吐もするようになったため来院した．

身体所見　身長 152 cm，体重 51 kg，体温 37.2℃，脈拍 42／分，血圧 98/46，心音・呼吸音に異常なし，腹部は膨隆して腸雑音が亢進，四肢に異常なし

検査所見

- 検尿　タンパク（−），糖（−），潜血（−）
- 血計　Hb 12.5 g/dL，白血球 12,070/μL，血小板 25.9万/μL
- 生化学　総タンパク 7.3 g/dL，総ビリルビン 1.1 mg/dL，AST 28 U/L，ALT 25 U/L，γ-GT 13 U/L，LD 175 U/L，アミラーゼ 89 U/L，BUN 13.3 mg/dL，クレアチニン 0.5 mg/dL，CK 76 U/L，尿酸 4.2 mg/dL，血糖 85 mg/dL，総コレステロール 232 mg/dL，トリグリセリド 143 mg/dL
- 血清学　CRP 2.9 mg/dL
- 胸部X線　異常所見なし
- 腹部X線（立位）　図3-26
- 心電図　図3-27

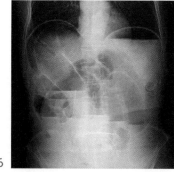

図 3-26

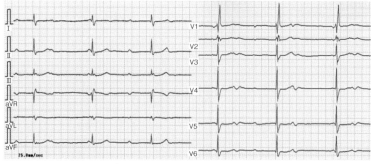

図 3-27

どの検査値に注目して，どのような病態を考えるか？
これから精密検査や治療をどのように進めるべきか？

1 腹部X線写真をどう読むか？

　腹部X線は腹痛を訴える患者に対して基本的な検査である．本症例のX線写真（図3-26）では腸管ガスの著明な増加が目立つ．ケルクリングヒダをもつ小腸ガスも認められる．ガスと液体で鏡面像（ニボー）を形成していることがわかる．イレウスに典型的な所見である．

　絶飲・絶食として補液を行い，改善がない場合はイレウスチューブによる減圧療法を行う．白血球数とCRPの上昇があり，抗菌薬の投与も考慮するべきである．

　聴診で腸蠕動は亢進しており，機械的イレウスと考えられる．約20年前に腹部手術の既往があり，癒着によるイレウスの可能性が高いが，（イレウスの改善後に）下部消化管内視鏡検査により大腸癌などの有無も検索するべきである．

　図3-28はイレウスチューブ挿入後のX線写真である．仰臥位のポータブル写真であるので治療前と正確な比較はできないが，腸管ガスが減少していることがわかる．

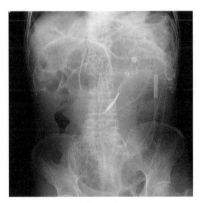

図3-28

2 ほかの重要な所見を見落としていないか？

　腹部症状に気をとられて，徐脈であることを見落とさなかったであろうか．数ヵ月前から認められる倦怠感やめまい発作も徐脈による可能性が高い．心電図（図3-27）をみると高度の徐脈であり，脈の不整はないがP波とQRS波が解離していることがわかる．完全房室ブロックの心電図である．

　イレウスの治療を併行して，ペースメーカー植え込みの準備を進めるべきである．なお，完全房室ブロックと今回のイレウスに直接的な関係はない．1人の患者に複数の病気が無関係に存在することは珍しいことではない．

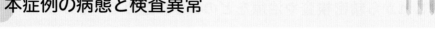

3　本症例の病態と検査異常

①機械的イレウス

②完全房室ブロック

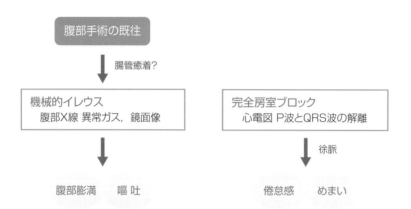

腹部手術の既往

↓腸管癒着?

機械的イレウス
　腹部X線 異常ガス，鏡面像

↓

腹部膨満　　嘔吐

完全房室ブロック
　心電図 P波とQRS波の解離

↓徐脈

倦怠感　　めまい

▓▓▓ 本症例から学ぶべきポイント

☑腹部膨満と嘔吐があればイレウスを疑って腹部X線写真に注目する

☑高度の徐脈の場合は心電図でP波とQRS波の関係に注意する

☑1人の患者に複数の病気が無関係に存在することもよくある

患　者	80歳 男性，無職

主　訴	悪心・嘔吐	既往歴	胃癌で胃亜全摘（62歳）

家族歴	特記事項なし

生活歴	喫煙20本/日，飲酒 機会飲酒

現病歴	15年前より糖尿病に対して経口糖尿病薬を内服中である．本日の早朝より悪心・嘔吐が持続するため家族に車椅子を押されて来院した．

身体所見	身長166cm，体重60kg，体温36.2℃，脈拍80/分（不整），血圧112/72，心音・呼吸音に異常なし，腹部に異常なし，四肢は冷感が強い

検査所見（個人医院で早急に結果が出る検査）

- 検尿　タンパク（＋），糖（−），潜血（−）

- 血計　Hb 13.1g/dL，白血球12,690/μL，血小板21.6万/μL

- 生化学　血糖157mg/dL，HbA1c 8.2％

- 胸部X線　異常なし

- 腹部X線　図3-29

- 心電図　図3-30

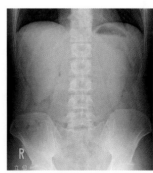

図3-29

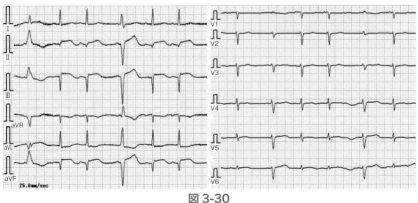

図3-30

**どの検査値に注目して，どのような病態を考えるか？
これから精密検査や治療をどのように進めるべきか？**

1　悪心・嘔吐の原因は何か？

　HbA1cの値より糖尿病のコントロールが良好ではないことがわかる．しかし，血糖値からみて糖尿病性昏睡や低血糖発作は考えられない．腹部X線写真（図3-29）もイレウスなどを示唆する所見ではない．心電図（図3-30）では心室性期外収縮の多発が目立つが，それだけであろうか．肢誘導Ⅱ，Ⅲ，aVFに注目して欲しい．ST上昇を認める．下壁梗塞の所見である．高齢者や糖尿病患者では心筋梗塞でも胸痛が出ない場合があることを忘れてはならない．

　また，肢誘導の1拍目と4拍目の心室性期外収縮は波形が異なり，多源性であることがわかる．多発していることとあわせて，心室細動など致死的な不整脈に移行する可能性が高い．

　本症例はすぐに総合病院の循環器センターに転送され，心臓カテーテルによる経皮的冠動脈インターベンションが行われた．治療前（図3-31左）では右冠動脈のSeg.3に部分閉塞を認める．インターベンション（バルーン血管形成術，ステント留置術）を行った後（図3-31右）では血流が再開している．

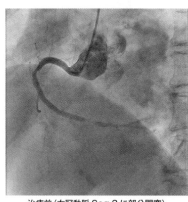
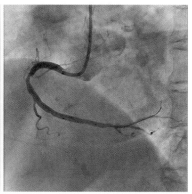

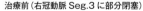

治療前（右冠動脈 Seg.3 に部分閉塞）　　　　インターベンション後

図 3-31

2 本症例の病態と検査異常

① 急性心筋梗塞（下壁）

② 糖尿病

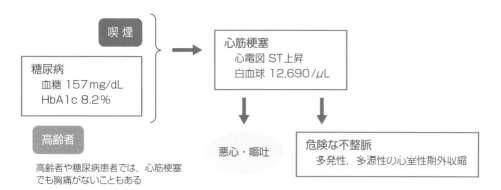

喫煙

糖尿病
　血糖 157mg/dL
　HbA1c 8.2%

心筋梗塞
　心電図 ST上昇
　白血球 12,690/μL

高齢者

高齢者や糖尿病患者では，心筋梗塞でも胸痛がないこともある

悪心・嘔吐

危険な不整脈
　多発性，多源性の心室性期外収縮

⣿ 本症例から学ぶべきポイント

✔ 高齢者や糖尿病患者では心筋梗塞でも胸痛を訴えないことがある

✔ 心筋梗塞を疑った場合は肢誘導（Ⅱ，Ⅲ，aVF）のST変化にも注意する

✔ 心室性期外収縮は頻度，連続性，波形の違いなどで緊急性を判断する

✔ 限られた検査データでも注意深く観察すれば病態解明のヒントが隠れている

case 16

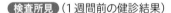

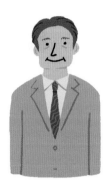

患　　者	62歳 男性，税理士
主　　訴	無尿　　　　**既 往 歴**　結核（20歳）
家 族 歴	特記事項なし
生 活 歴	喫煙 15年前より禁煙，飲酒 ビール2〜3本/日
現 病 歴	1〜2年前より残尿感や頻尿があり，しだいに排尿困難を自覚するようになった．最近，右足の拇指に疼痛や熱感を感じることがある．昨日より尿が出なくなったため来院した．
身体所見	身長 166cm，体重 62kg，体温 36.7℃，脈拍 92/分，血圧 138/88，心音・呼吸音に異常なし，下腹部に膨隆を認める，下肢を中心に軽度の浮腫あり

検査所見（1週間前の健診結果）

- 検尿　タンパク（−），糖（−），潜血（−）
- 血計　Hb 14.6g/dL，白血球 5,830/μL，血小板 31.7万/μL
- 生化学　総タンパク 6.7g/dL，総ビリルビン 0.9mg/dL，AST 38U/L，ALT 40U/L，γ-GT 72U/L，LD 189U/L，BUN 28.2mg/dL，クレアチニン 1.3mg/dL，尿酸 7.8mg/dL，血糖 110mg/dL，総コレステロール 230mg/dL，トリグリセリド 167mg/dL，ナトリウム 137mEq/L，カリウム 4.3mEq/L，HbA1c 5.8%
- 血清学　CRP 0.1mg/dL，HBs抗原（−），HCV抗体（−）
- 腫瘍マーカー　CEA 4ng/mL，CA19-9 28U/mL，PSA 18ng/mL（遊離PSA/総PSA 10%）
- 胸部X線　異常なし

検査所見（今回，救急外来で判明した結果）

- 検尿　排尿なし
- 血計　Hb 13.8g/dL，白血球 7,250/μL，血小板 35.9万/μL
- 生化学　AST 41U/L，ALT 45U/L，LD 202U/L，CK 198U/L，クレアチニン 2.9mg/dL，血糖 106mg/dL，ナトリウム 140mEq/L，カリウム 5.6mEq/L
- 血清学　CRP 0.2mg/dL

どの検査値に注目して，どのような病態を考えるか？
これから精密検査や治療をどのように進めるべきか？

1 現在の状態をどう考えるか？

一日尿量100mL以下を無尿と呼ぶ．1週間前の健診結果に比較してクレアチニン，カリウムが急速に上昇しており，急性腎不全をきたしていると考えられる．

血圧は正常で腎前性の急性腎不全は否定的である．抗癌剤や造影剤の投与など，腎性の急性腎不全を急激に引き起こすような誘因もない．以前より排尿困難があり，下腹部の膨隆があることなどから，尿閉による膀胱充満と腎後性の急性腎不全を起こしていることが強く疑われる．

早急に超音波検査にて膀胱の充満や水腎症を確認し，尿道カテーテルにて充満している尿を排出するべきである．

2 尿閉の原因は何か？

残尿感，頻尿，排尿障害の病歴と，健診結果のPSA上昇より，前立腺疾患（前立腺肥大症，前立腺癌）の存在が疑われる．PSAの中等度上昇と，遊離型PSA/総PSAの低値より，前立腺癌の可能性が高い．

超音波検査で前立腺腫大を確認し，前立腺の針生検で確定診断をつけるべきである．骨転移の有無などの検査も必要である．

3 ほかの病態は考えられないか？

健診結果で尿酸値が高いことに気づいたであろうか．足の拇指に疼痛や熱感の既往があることとあわせて，痛風も存在していることがわかる．痛風腎による慢性的な腎障害が基礎に存在していたこともあり得る．また，痛風による尿路結石が尿閉の原因の一つとなった可能性も否定できない．

4　本症例の病態と検査異常

① 前立腺癌

② 尿閉

③ 腎後性の急性腎不全

④ 痛風（痛風腎，尿路結石の疑い）

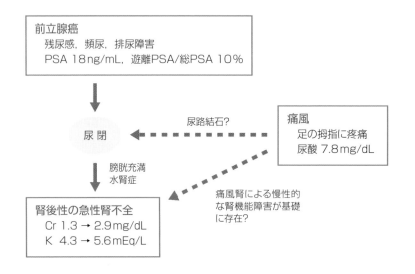

本症例から学ぶべきポイント

✔ 過去の検査データとの比較は現在の病態把握に有用である

✔ 急速な腎機能の悪化は急性腎不全を考える

✔ 前立腺肥大症と前立腺癌の鑑別に遊離 PSA/ 総 PSA の値が参考になる

✔ 1 つの病態を想定しても，同時にほかの可能性も考えること

case 17

| 患　　者 | 33歳 男性，歯科医 |

主　訴 胸痛　　　**既往歴** 特記事項なし

家族歴 特記事項なし

生活歴 喫煙10本/日，飲酒 ビール1〜2本/日

現病歴 生来健康であったが，数ヵ月前から発熱すること
が多くなった．本日，仕事中に突然に左胸の痛み
と呼吸困難が出現したため救急車で来院した．

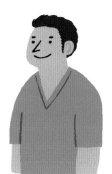

身体所見 身長176cm，体重82kg，体温36.2℃，脈拍
92/分，血圧96/68，左肺の呼吸音が減弱，腹部
に異常なし，四肢に冷感

検査所見

● 検尿　採尿不能

● 血計　Hb 14.9g/dL，白血球3,660/μL（好中球90%，好酸球4%，単球2%，
リンパ球4%），血小板25.9万/μL

● 生化学　総タンパク6.8g/dL，総ビリルビン0.6mg/dL，AST 40U/L，ALT
46U/L，γ-GT 112U/L，LD 198U/L，BUN 18.3mg/dL，クレア
チニン0.8mg/dL，CK 201U/L，血糖91mg/dL，総コレステロー
ル189mg/dL

● 血清学　CRP 3.8mg/dL，HBs抗原（−），
HBs抗体（＋），HCV抗体（−），
HIV抗体（＋），抗核抗体（−）

● 動脈血ガス　pH 7.42，PaO$_2$ 96mmHg，
PaCO$_2$ 39mmHg

● 胸部X線　図3-32

● 心電図　図3-33

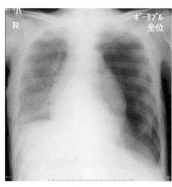

図 3-32

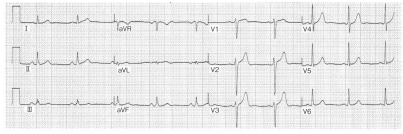

図 3-33

**どの検査値に注目して，どのような病態を考えるか？
これから精密検査や治療をどのように進めるべきか？**

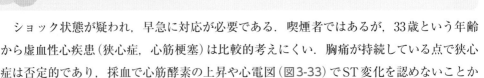

ショック状態が疑われ，早急に対応が必要である．喫煙者ではあるが，33歳という年齢から虚血性心疾患（狭心症，心筋梗塞）は比較的考えにくい．胸痛が持続している点で狭心症は否定的であり，採血で心筋酵素の上昇や心電図（図3-33）でST変化を認めないことから心筋梗塞ではない．

胸部X線写真（図3-32）で左肺が下部で虚脱していることに気づいたであろうか．気胸の像である．縦隔が右側に偏位しており，緊張性気胸となっている．早急に胸腔ドレーンによる持続脱気が必要である．

病状が安定したら胸部CTを撮影して，ブラ・ブレブの観察を行う．経過をみて，ブラ・ブレブの切除手術も考慮する．

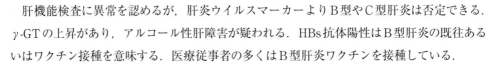

肝機能検査に異常を認めるが，肝炎ウイルスマーカーよりB型やC型肝炎は否定できる．γ-GTの上昇があり，アルコール性肝障害が疑われる．HBs抗体陽性はB型肝炎の既往あるいはワクチン接種を意味する．医療従事者の多くはB型肝炎ワクチンを接種している．

ここで，もっと重要な異常に気づいたであろうか．白血球数は軽度減少であるが，分画でリンパ球が著減していることに注目して欲しい．HIV抗体（＋）が陽性であることより，HIV感染症と診断できる．数ヵ月前から発熱を繰り返していることより後天性免疫不全症候群（AIDS）を発症している可能性もある．CD4陽性細胞数のチェックなどを行うとともに，抗ウイルス薬の投与を開始する必要がある．

なお，本症例は気胸を契機に偶然にHIV感染が判明した例であり，気胸とHIV感染に直接的な関係はないと考えられる．

3　本症例の病態と検査異常

① 緊張性気胸
② ショック状態
③ HIV感染症
④ アルコール性肝障害

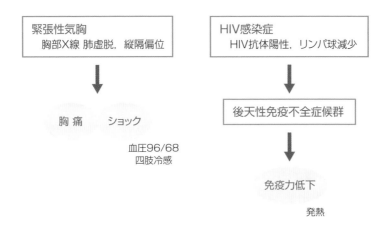

緊張性気胸
　　胸部X線 肺虚脱，縦隔偏位

↓

胸 痛　　ショック

血圧96/68
四肢冷感

HIV感染症
　　HIV抗体陽性，リンパ球減少

↓

後天性免疫不全症候群

↓

免疫力低下

発熱

▦▦ **本症例から学ぶべきポイント**

✔ 片側性の突然の胸痛では気胸も念頭に胸部X線を読む

✔ 気胸と反対側に縦隔が偏位している場合は緊張性気胸である

✔ 白血球数だけでなく分画にも注目する

✔ リンパ球の著減を認めるときはHIV感染症の可能性がある

✔ 1つの病気に気をとられて，別の重要な病気を見落とさないこと

case 18

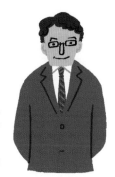

患　　者	45歳 男性，会社役員
主　　訴	上腹部痛　　　**既 往 歴**　胃潰瘍（42歳）
家 族 歴	特記事項なし
生 活 歴	喫煙 20本/日，飲酒 日本酒4〜5合/日
現 病 歴	数ヵ月前より仕事が忙しく，しばしば空腹時に上腹部痛がある．頭痛に対して鎮痛薬を連用している．昨日より腹痛が増悪したため来院した．
身体所見	身長 178cm，体重 80kg，体温 36.4℃，脈拍 82/分，血圧 118/68，心音・呼吸音に異常なし，上腹部に圧痛あり，四肢に異常なし

検査所見

- 検尿　タンパク（−），糖（−），潜血（−）

- 検便　便潜血（−）

- 血計　Hb 13.2g/dL，白血球 7,800/μL，血小板 38.2万/μL

- 生化学　総タンパク 7.0g/dL，総ビリルビン 0.8mg/dL，AST 62U/L，ALT 78U/L，ALP 287U/L，γ-GT 295U/L，LD 241U/L，アミラーゼ 128U/L，BUN 26.8mg/dL，クレアチニン 0.8mg/dL，尿酸 5.6mg/dL，血糖 98mg/dL，総コレステロール 252mg/dL，鉄 98μg/dL，フェリチン 45ng/dL

- 血清学　CRP 0.1mg/dL，HBs抗原（−），HBs抗体（＋），HCV抗体（−）

- 腫瘍マーカー　CEA 38ng/mL

- 感染症検査　ピロリ菌の呼気テスト（＋）

- 胸部・腹部X線　異常所見なし

- 心電図　異常所見なし

- 上部消化管内視鏡検査　食道に所見なし，びらん性胃炎と胃潰瘍瘢痕あり，十二指腸球部に潰瘍あり（図3-34），病変部の生検はグループ1

- 腹部超音波検査　図3-35

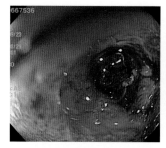

図3-34

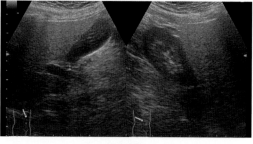

図3-35

どの検査値に注目して，どのような病態を考えるか？
これから精密検査や治療をどのように進めるべきか？

1 上腹部痛の原因は何か？

　上腹部痛をきたす疾患には，胃・十二指腸潰瘍，胆石，膵炎などさまざまなものがある．採血結果で，アミラーゼが基準値内であることから（本症例は大量飲酒者であるが）膵炎の可能性は低い．γ-GTの上昇はあるが，ビリルビンやALPは基準値内であり，胆汁のうっ滞によるものとは考えにくい．CRPの上昇はなく，胆嚢炎などの炎症疾患も否定的である．

　画像検査で腹部X線に異常所見がないことから，イレウスの可能性も低い．腹部超音波検査で胆嚢や胆管に異常がなく，胆石も否定的である．ここで，上部消化管内視鏡検査（図3-34）で十二指腸球部に潰瘍を認める．空腹時の上腹部痛も十二指腸潰瘍に典型的である．貧血傾向やBUNの軽度高値はあるが，大量の消化管出血を示す所見ではない．

　ピロリ菌の検査が陽性であることに注目するべきである．胃潰瘍の既往もあり，ピロリ菌の感染に鎮痛薬の連用や仕事のストレスも加わり，胃・十二指腸潰瘍を繰り返していると考えられる．腫瘍マーカーのCEAが軽度高値であるが，生検結果はグループ1であり，喫煙に伴う変化である可能性が高い．

　プロトンポンプ阻害薬などによる十二指腸潰瘍の治療を開始するとともに，ピロリ菌の除菌を試みるべきである．

2 肝機能検査をどう考えるか？

　AST，ALTの軽度上昇があるも，HBs抗原とHCV抗体が陰性であり，B型およびC型肝炎ウイルスによる慢性肝炎は否定的である．HBs抗体の陽性はB型肝炎の既往あるいはワクチン接種を意味するだけである．γ-GTが高く，アルコール性肝障害の可能性が高い．腹部超音波検査（図3-35）で肝臓は肝腎コントラスト上昇や血管不鮮明化などを認め，脂肪肝に典型的な像である．

3　本症例の病態と検査異常

①胃・十二指腸潰瘍

②ピロリ菌感染症

③アルコール性肝障害（脂肪肝）

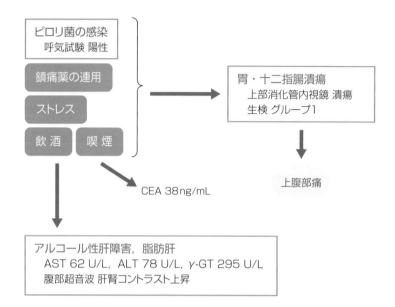

本症例から学ぶべきポイント

- 腹痛の原因疾患は採血や画像検査から総合的に診断する
- 胃・十二指腸潰瘍ではピロリ菌感染の有無に注目して，感染者には除菌を行う
- 喫煙により腫瘍マーカーが軽度増加することがある
- HBs抗原とHCV抗体が陰性の肝障害は脂肪肝などの可能性を考える

| 患　者 | 68歳 女性，自営業 |

| 主　訴 | 意識消失 | 既 往 歴 | 虫垂炎（22歳） |

| 家 族 歴 | 父親が糖尿病 | 生 活 歴 | 喫煙（−），飲酒（−） |

現 病 歴　10年前に2型糖尿病を指摘され食事療法を受けている．5年前より経口糖尿病薬を服用している．昨日は体調不良を訴えて職場を早退した．今朝，部屋で倒れているところを家族が発見し，救急車で来院した．

身体所見　身長 156cm，体重 60kg，体温 38.6℃，脈拍 98/分，血圧 98/50，意識レベルは大きな声で開眼する状態，胸部は右下部で粗い断続性ラ音を聴取する，心音に異常なし，腹部に異常なし，四肢に異常なし

検査所見

- 検尿　タンパク（＋），糖（4＋），潜血（−），ケトン（−）

- 血計　Hb 15.2g/dL，白血球 11,500/μL，血小板 33.7万/μL

- 生化学　総タンパク 7.2g/dL，総ビリルビン 0.8mg/dL，AST 28U/L，ALT 31U/L，γ-GT 26U/L，LD 186U/L，BUN 33.3mg/dL，クレアチニン 1.2mg/dL，血糖 672mg/dL，総コレステロール 192mg/dL，ナトリウム 153mEq/L，カリウム 4.3mEq/L，カルシウム 9.0mg/dL，HbA1c 8.6%

- 血清学　CRP 18.7mg/dL

- 動脈血ガス　pH 7.38，PaO_2 92mmHg，$PaCO_2$ 38mmHg

- 胸部X線　図3-36

- 心電図　異常所見なし

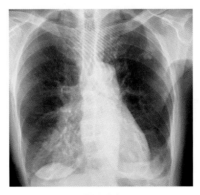

図 3-36

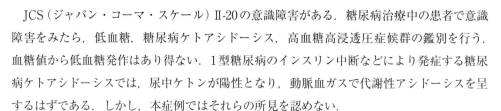

どの検査値に注目して，どのような病態を考えるか？
これから精密検査や治療をどのように進めるべきか？

1　意識障害の原因は何か？

　JCS（ジャパン・コーマ・スケール）Ⅱ-20の意識障害がある．糖尿病治療中の患者で意識障害をみたら，低血糖，糖尿病ケトアシドーシス，高血糖高浸透圧症候群の鑑別を行う．血糖値から低血糖発作はあり得ない．1型糖尿病のインスリン中断などにより発症する糖尿病ケトアシドーシスでは，尿中ケトンが陽性となり，動脈血ガスで代謝性アシドーシスを呈するはずである．しかし，本症例ではそれらの所見を認めない．

　したがって，本症例の意識障害は高血糖高浸透圧症候群の可能性が高い．高血糖高浸透圧症候群は，著しい高血糖とそれに伴う高度脱水で血漿浸透圧が上昇し，意識障害と循環不全（頻脈，血圧低下）をきたした状態である．血漿浸透圧は下記の式で近似値が得られる．本症例では363.8 mOsm/L となり，基準値（285～295 mOsm/L）を大幅に超えていることがわかる．

　血漿浸透圧 ≒ 2 ×（Na濃度 + K濃度）+（血糖値 /18）+（BUN濃度 /2.8）

2　高血糖高浸透圧症候群を引き起こした原因は何か？

　高血糖高浸透圧症候群は2型糖尿病の経過中に感染，ストレス，高カロリー輸液などを契機に引き起こされる．本症例はHbA1cの値から糖尿病のコントロールは良好とはいえない．白血球増加とCRP上昇は細菌感染症の存在を示している．胸部X線写真（図3-36）で異常影に気づいたであろうか．右下肺野に限局性の均等影（浸潤影）を認め，肺炎の所見である．

　つまり，コントロール不良の2型糖尿病に，肺炎が引き金となって高血糖高浸透圧症候群をきたしたものと考えられる．

3　本症例の病態と検査異常

①2型糖尿病
②高血糖高浸透圧症候群
③肺炎

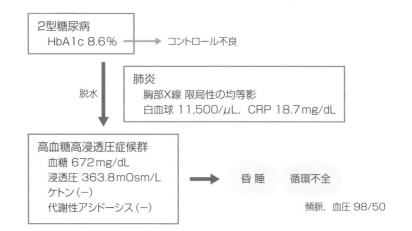

2型糖尿病
　HbA1c 8.6% ────→ コントロール不良

脱水

肺炎
　胸部X線 限局性の均等影
　白血球 11,500/μL，CRP 18.7mg/dL

高血糖高浸透圧症候群
　血糖 672mg/dL
　浸透圧 363.8mOsm/L
　ケトン（−）
　代謝性アシドーシス（−） ────→ 昏睡　　循環不全

頻脈，血圧 98/50

本症例から学ぶべきポイント

✔ 糖尿病の昏睡は低血糖，糖尿病ケトアシドーシス，高血糖高浸透圧症候群の可能性がある

✔ 血糖，ケトンの有無，動脈血ガス，血漿浸透圧の値などをもとに鑑別する

✔ 高血糖高浸透圧症候群では感染症の合併を疑う

✔ 胸部X線写真で限局性の均等影は肺炎を示唆する

case 20

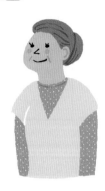

患　　者	66歳 女性，主婦		
主　　訴	呼吸困難	既 往 歴	子宮筋腫で手術（51歳）
家 族 歴	母親が関節リウマチ		
生 活 歴	喫煙（−），飲酒（−）		

現 病 歴　約10年前より関節リウマチと診断され，抗炎症薬や抗リウマチ薬を内服中である．手指関節などの運動制限はあるが，普通の生活なら何とかできる程度であった．最近，歩いただけで息苦しさがあり，休み休みでないと歩けなくなった．咳はあるが，喀痰は少ない．

検査所見

- 検尿　タンパク（−），糖（−），潜血（−）

- 血計　Hb 10.2 g/dL，白血球 7,920/μL，血小板 22.5万/μL

- 生化学　総タンパク 7.5 g/dL（γグロブリン25％，Mタンパクなし），総ビリルビン 1.2 mg/dL，AST 32 U/L，ALT 40 U/L，γ-GT 82 U/L，LD 212 U/L，BUN 15.2 mg/dL，クレアチニン 0.9 mg/dL，尿酸 4.0 mg/dL，血糖 112 mg/dL，総コレステロール 204 mg/dL，トリグリセリド 175 mg/dL，KL-6 980 U/mL

- 血清学　CRP 4.8 mg/dL，RAテスト 640 U/mL，抗CCP抗体（＋）

- 動脈血ガス　pH 7.39，PaO_2 66 mmHg，$PaCO_2$ 43 mmHg

- 胸部X線　図3-37

- 両手X線　図3-38

- 心電図　異常なし

- 肺機能検査　％肺活量 57％，1秒率 68％

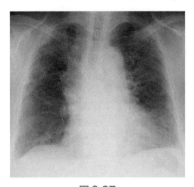

図 3-37

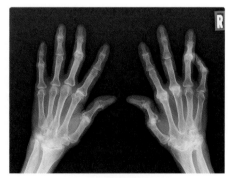

図 3-38

どの検査値に注目して，どのような病態を考えるか？
これから精密検査や治療をどのように進めるべきか？

1 関節リウマチの重症度をどう考えるか？

　手指のX線（図3-38）で軟骨と骨の破壊があり，関節変形を認める．関節破壊は高度（StageⅢ）の状態である．何とか普通の生活ができる状態から悪化傾向にあり，機能障害としてはClassⅡ～Ⅲの状態と考えられる．CRPとRAテストの値が高く，現在の疾患活動性が高いことを示している．

2 呼吸困難の原因は何か？

　呼吸困難の急性増悪があり，現在はヒュー・ジョーンズ分類でⅣ度の状態である．胸部X線に注目して欲しい（図3-37）．両肺に線状・網状影によるスリガラス陰影をびまん性に認める．間質性肺炎の所見である．胸部CT写真を図3-39に示す．

　採血で線維化マーカーであるKL-6が上昇していることも間質性肺炎に典型的な所見である．肺機能検査は混合性換気障害のパターンであるが，肺活量の低下が著しく，拘束性換気障害が優位であることを示している．

　動脈血ガスでは酸素分圧の低下が顕著であるが，二酸化炭素分圧の上昇は目立たない．間質性肺炎によるⅠ型呼吸不全である．

　間質性肺炎は関節リウマチによる関節外症状の代表的なもの（膠原病肺）である．しかし，抗リウマチ薬（メトトレキサート）の副作用や感染症に伴う変化が混在して，病態を複雑化していることもあるので注意を要する．

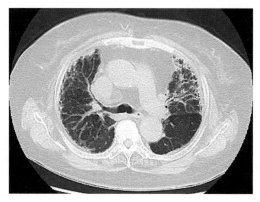

図 3-39

3 本症例の病態と検査異常

①関節リウマチ

②間質性肺炎

③Ⅰ型呼吸不全

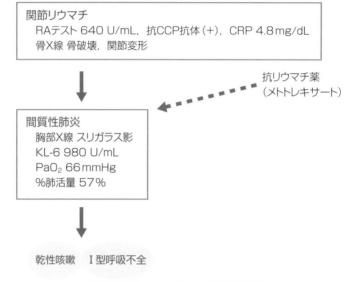

本症例から学ぶべきポイント

✔関節リウマチの重症度は，骨X線の関節破壊や日常生活の支障程度で判断する

✔関節リウマチで呼吸困難があれば間質性肺炎を疑って検査を読む

✔スリガラス陰影，拘束性換気障害，Ⅰ型呼吸不全（低酸素血症），KL-6上昇は間質性肺炎を示唆する

患　　者	55歳 男性，調理師

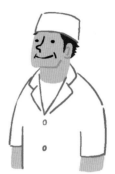

主　　訴	呼吸困難	既 往 歴	特記事項なし

家 族 歴	母親が糖尿病

生 活 歴	喫煙（−），飲酒 機会飲酒

現 病 歴	以前より健康診断で高血圧と高血糖を指摘されるも放置していた．2〜3ヵ月前より階段を上ると息切れがするようになり，1週間前より歩行時にも呼吸困難を感じるようになった．足の腫れも認めるため来院した．

身体所見	身長 170cm，体重 76kg，腹囲 88cm，体温 36.5℃，脈拍 72/分，血圧 162/102，頸静脈の怒張あり，心音に異常なし，呼吸音は粗い断続性ラ音を聴取，腹部に異常なし，下肢を中心に浮腫あり

検査所見　（食後採血）

- 検尿　タンパク（−），糖（＋），潜血（−）

- 血計　Hb 14.6g/dL，白血球 6,260/μL，血小板 29.5万/μL

- 生化学　総タンパク 7.3g/dL，総ビリルビン 1.3mg/dL，AST 28U/L，ALT 36U/L，γ-GT 45U/L，LD 185U/L，BUN 16.3mg/dL，クレアチニン 0.8mg/dL，CK 234U/L，尿酸 6.7mg/dL，血糖 185mg/dL，総コレステロール 218mg/dL，LDLコレステロール 138mg/dL，HDLコレステロール 66mg/dL，トリグリセリド 203mg/dL，ナトリウム 133mEq/L，カリウム 4.2mEq/L，HbA1c 6.8％

- 血清学　CRP 0.1mg/dL

- 内分泌検査　FT4 1.4ng/dL，コルチゾール 13μg/dL，アルドステロン 30〜120pg/mL，カテコールアミン尿中排泄量 異常なし，BNP 137pg/mL

- 胸部X線　図3-40

- 心電図　図3-41

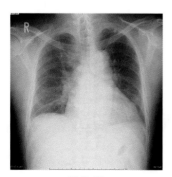

図 3-40

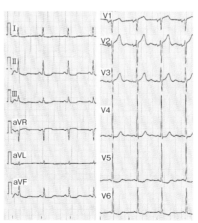

図 3-41

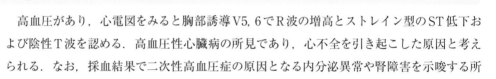

どの検査値に注目して，どのような病態を考えるか？ これから精密検査や治療をどのように進めるべきか？

1 胸部X線をどう読むか？

　心陰影が大きいことに気づいたら，まずは合格点である．心胸郭比（CTR）を計算すると65％であり，心拡大と診断できる．肺野では肺静脈陰影の増強など肺うっ血の所見を認める．典型的な心不全の胸部X線像である．

　労作時の呼吸困難，断続性ラ音，頸静脈怒張，下肢の浮腫なども心不全の所見であり，NYHA Ⅲ度に該当する．BNPの上昇や低ナトリウム血症の検査値異常も心不全に伴うものである．

　心臓超音波検査で駆出率の低下を確認し，利尿薬や血管拡張薬による治療を開始する必要がある．

2 心電図をどう読むか？

　高血圧があり，心電図をみると胸部誘導V5, 6でR波の増高とストレイン型のST低下および陰性T波を認める．高血圧性心臓病の所見であり，心不全を引き起こした原因と考えられる．なお，採血結果で二次性高血圧症の原因となる内分泌異常や腎障害を示唆する所見はない．

3 糖尿病の診断ができるか？

　以前より高血糖を指摘されており，糖尿病の家族歴もある．糖尿病が強く疑われるが，今回の検査でHbA1cは糖尿病型であるが，食後血糖は糖尿病型と判断できるまでは上昇していない．つまり，今回の検査だけでは糖尿病と診断できない．後日の再検査で血糖が糖尿病型（空腹時血糖126 mg/dL以上あるいは随時血糖200 mg/dL以上）であれば診断できる．尿中微量アルブミン，眼底変化など合併症の有無も精査するべきである．

4 メタボリック症候群の診断ができるか？

　腹囲は内臓脂肪の蓄積を示す値である．中性脂肪が高値であるが食後採血であるため，現時点で脂質異常症の判断はできない．メタボリック症候群が強く疑われるが，正式に診断するためには空腹時の再検査にて耐糖能異常と脂質異常症の有無を評価する必要がある．

5 本症例の病態と検査異常

① 心不全
② 高血圧
③ 糖尿病（疑）
④ メタボリック症候群（疑）

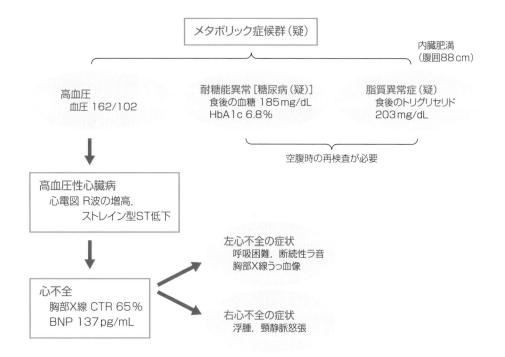

```
                    ┌──────────────────┐
                    │ メタボリック症候群（疑）│
                    └──────────────────┘          内臓肥満
                                                  （腹囲88cm）

   高血圧              耐糖能異常［糖尿病（疑）］      脂質異常症（疑）
   血圧162/102         食後の血糖 185mg/dL          食後のトリグリセリド
                      HbA1c 6.8%                  203mg/dL

                            空腹時の再検査が必要

┌────────────────┐
│ 高血圧性心臓病      │
│  心電図 R波の増高,  │
│   ストレイン型ST低下 │
└────────────────┘
                                   左心不全の症状
                                     呼吸困難, 断続性ラ音
                                     胸部X線うっ血像
┌────────────────┐
│ 心不全           │
│  胸部X線 CTR 65% │
│  BNP 137pg/mL   │            右心不全の症状
└────────────────┘              浮腫, 頸静脈怒張
```

▓▓ 本症例から学ぶべきポイント

✔ 胸部X線で心陰影の拡大があれば心不全を疑う

✔ 高血圧の新患では二次性高血圧症も念頭に置いて検査をチェックする

✔ 食後採血の血糖やトリグリセリドでは正式な評価ができないことがある

case 22

患　者	56歳 女性，美容師

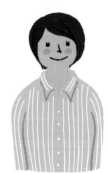

主　訴	上腹部痛	既往歴	帝王切開（28歳）

家族歴	特記事項なし

生活歴	喫煙（−），飲酒 機会飲酒

現病歴	夕食（串揚げ）の1〜2時間後より激しい上腹部痛が出現した．悪心を伴い，夜間より発熱も認めた．腹痛が持続し，呼吸困難を感じるようになったため，救急外来を受診した．

身体所見	身長 151 cm，体重 68 kg，体温 38.2℃，脈拍90/分，呼吸数 30/分，血圧 138/82，意識は清明，心音・呼吸音に異常なし，腹部で右季肋部に圧痛あり，腸雑音に異常なし，四肢に異常なし

検査所見

- 検尿　タンパク（−），糖（−），潜血（−）

- 血計　Hb 13.8 g/dL，白血球 11,430/μL，血小板 27.3万/μL

- 生化学　総タンパク 7.4 g/dL，総ビリルビン 2.1 mg/dL，AST 42 U/L，ALT 46 U/L，γ-GT 72 U/L，ALP 427 U/L，LD 213 U/L，アミラーゼ 117 U/L，BUN 12.8 mg/dL，クレアチニン 0.6 mg/dL，CK 113 U/L，血糖 132 mg/dL，総コレステロール 233 mg/dL，HDLコレステロール 40 mg/dL，LDLコレステロール 178 mg/dL，トリグリセリド 396 mg/dL，HbA1c 5.8 %

- 血清学　CRP 12.3 mg/dL，HBs抗原（−），HCV抗体（−）

- 動脈血ガス　pH 7.50，PaO_2 100 mmHg，$PaCO_2$ 31 mmHg

- 胸部X線　異常所見なし　　　　・心電図　異常所見なし

- 腹部X線　図 3-42　　　　　　・腹部超音波検査　図 3-43

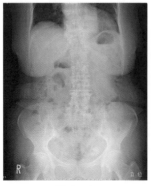

図 3-42

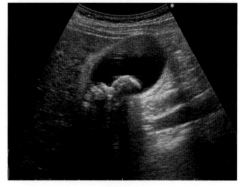

図 3-43

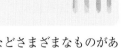

どの検査値に注目して，どのような病態を考えるか？
これから精密検査や治療をどのように進めるべきか？

1 腹痛の原因は何か？

　腹痛の原因疾患には胃・十二指腸潰瘍，胆石，膵炎，イレウスなどさまざまなものがある．血液検査でアミラーゼの上昇なく，膵炎は考えにくい．腹部手術の既往があるも腹部 X 線（図3-42）で異常ガス像がなく，癒着性イレウスは否定的である．そこで，ベッドサイドで簡便に実施できて情報量も多い腹部超音波検査に注目するべきである．

　腹部超音波検査（図3-43）で胆嚢内に音響効果を伴う複数の高エコー像があり，胆石に典型的な所見である．胆嚢壁の肥厚もあり，発熱，炎症反応（白血球数の増加，CRP上昇）とあわせて胆嚢炎を起こしていると考えられる．脂肪食の摂取後に起こる右季肋部痛も胆石によくみられる症状である．

　胆嚢炎に対して抗菌薬を投与し，炎症が落ち着いた時点で胆嚢摘出術を行うべきである．本症例で手術により得られた胆石の写真を図3-44に示す．

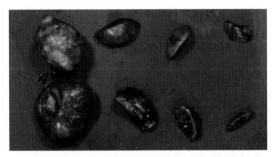

図 3-44

2 胆石の原因は何が考えられるか？

　胆石は肥満した中年女性に多く，脂質異常症がコレステロール結石の発症要因となる．本症例でもとくにトリグリセリドの高値が目立つ．脂質異常症が原因の一つと考えられる．

3 動脈血ガスをどう読むか？

　二酸化炭素分圧の低下とpHの上昇に気づいたであろうか．呼吸数の増加とあわせて，過換気による呼吸性アルカローシスと診断できる．胸部 X 線に異常なく，突然の腹痛に対する反応と不安感により過換気症候群が引き起こされた可能性が高い．

4　本症例の病態と検査異常

① 胆石症
② 急性胆囊炎
③ 脂質異常症
④ 過換気症候群

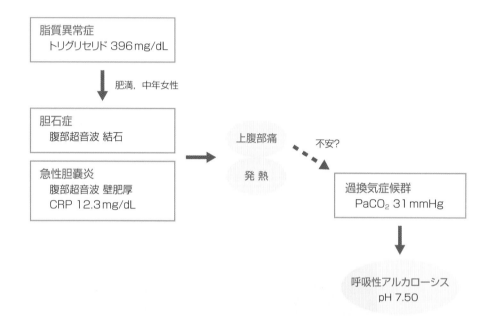

▒▒▒▒ 本症例から学ぶべきポイント

✔ 腹痛の鑑別には腹部超音波検査が有用である

✔ 胆石をみたら胆囊炎の合併を考えて検査を読む

✔ 頻呼吸で胸部 X 線に異常がないときは過換気症候群を考えて動脈血ガスに注目する

⠿ 第3章の症例一覧

各種検査の代表的な基準値

検査項目		代表的な基準値	参考頁
糞尿検査	尿検査		
	タンパク	陰性（-）	20
	潜血	陰性（-）	20
	糖	陰性（-）	20
	ケトン体	陰性（-）	20
	ウロビリノーゲン	（±）	20
	ビリルビン	陰性（-）	20
	pH	4.5〜7.5	20
	尿沈渣	赤血球：0〜2個/HPF，白血球：0〜2個/HPF，扁平上皮：0〜2個/HPF	22
	便検査		
	便潜血反応	陰性（-）	23
血液検査	血球検査		
	赤血球（RBC）	赤血球数：400〜550万/μL（男性），350〜500万/μL（女性），ヘモグロビン濃度：14〜18 g/dL（男性），13〜16 g/dL（女性），ヘマトクリット：40・50%（男性），35〜45%（女性），MCV：80〜100 fL，MCH：30〜35 pg，MCHC：30〜35 g/dL，網状赤血球：0.2〜2%	24
	白血球（WBC）	白血球数：3,500〜9,000/μL，白血球分画：桿状核好中球0〜5%，分葉核好中球40〜70%，好酸球1〜5%，好塩基球0〜1%，単球0〜10%，リンパ球20〜50%	26
	血小板（PLT）	15〜35万/μL	27
	凝固線溶系検査		
	PT	PT：10〜12秒，PT（INR）：0.9〜1.1，PT（活性）：70〜130%	29
	APTT	30〜40秒	29
	FDP	5.0μg/mL 以下	31
血液生化学検査	酵素		
	AST	10〜35 U/L	36
	ALT	5〜30 U/L	36
	γ-GT	10〜50 U/L（男性），10〜30 U/L（女性）	37
	ALP	100〜350 U/L	38
	LD（LDH）	120〜220 U/L	39
	アミラーゼ	40〜130 U/L	40
	CK（CPK）	60〜250 U/L（男性），50〜170 U/L（女性）	41
	LAP	35〜75 U/L	42
	ChE	200〜450 U/L	42
	血清タンパク		
	総タンパク（TP）	TP：6.5〜8.0 g/dL，アルブミン：4.0〜5.0 g/dL	43
	タンパク分画	アルブミン：60〜70%，α_1グロブリン：2〜3%，α_2グロブリン：5〜10%，βグロブリン：7〜10%，γグロブリン10〜20%	43
	免疫グロブリン（Ig）	IgG：800〜1,700 mg/dL，IgA：100〜400 mg/dL，IgM：30〜200 mg/dL	45
	窒素化合物		
	（血中）尿素窒素（BUN，UN）	8〜20 mg/dL	46
	クレアチニン（Cr）	0.5〜1.0 mg/dL（男性），0.4〜0.8 mg/dL（女性）	47
	クレアチニンクリアランス（Ccr）	80〜140 mL/分	48
	尿酸（UA）	3.5〜7.0 mg/dL（男性），2.5〜6.0 mg/dL（女性）	49
	アンモニア	50μg/dL 未満	50
	糖質		
	血糖	80〜110 mg/dL 未満（空腹時）	51
	75g OGTT	140 mg/dL 未満	54
	HbA1c	4.6〜6.2%	55
	脂質・胆汁		
	コレステロール（Ch）	総コレステロール：130〜220 mg/dL，LDLコレステロール：140 mg/dL未満，HDLコレステロール：40〜100 mg/dL	57

検査項目		代表的な基準値	参考頁
血液生化学検査	トリグリセリド (TG)	30 ～ 150 mg/dL 未満	58
	ビリルビン	総ビリルビン：0.2 ～ 1.2 mg/dL，直接ビリルビン：0 ～ 0.4 mg/dL，間接ビリルビン：0 ～ 0.8 mg/dL	59
	インドシアニングリーン (ICG)	15 分停滞率：10 % 未満	60
	電解質		
	ナトリウム (Na)	135 ～ 145 mEq/L	61
	カリウム (K)	3.5 ～ 4.5 mEq/L	62
	カルシウム (Ca)	8.5 ～ 10.0 mg/dL	63
	リン (P)	無機リン：2.0 ～ 4.0 mg/dL	63
	血清鉄 (Fe)	60 ～ 200 μg/dL（男性），40 ～ 180 μg/dL（女性）	65
	フェリチン	30 ～ 300 ng/mL（男性），10 ～ 120 ng/mL（女性）	65
	総鉄結合能 (TIBC)	250 ～ 450 μg/dL	65
免疫血清学検査	炎症マーカー		
	CRP	0.3 mg/dL 以下	67
	赤沈 (ESR)	10 mm/時 未満（男性），15 mm/時 未満（女性）	67
	自己抗体		
	リウマトイド因子 (RF)	RF 定量：15 U/mL 以下	68
	抗核抗体 (ANA)	40 倍未満	69
	アレルギー検査		
	総 IgE（非特異的 IgE）	170 U/mL 以下	71
内分泌検査	甲状腺・副甲状腺		
	甲状腺ホルモン	freeT3：2.5 ～ 4.0 pg/mL，freeT4：1.0 ～ 2.0 ng/dL	73
	甲状腺刺激ホルモン (TSH)	0.3 ～ 4.0 μU/mL	73
	副甲状腺ホルモン (PTH)	10 ～ 60 pg/mL	75
	副腎・下垂体・その他		
	コルチゾール	5 ～ 20 μg/dL	76
	副腎皮質刺激ホルモン (ACTH)	60 pg/mL 以下	76
	アルドステロン	30 ～ 160 pg/mL	77
	尿中カテコールアミン	アドレナリン：15 μg/日 以下，ノルアドレナリン：120 μg/日 以下	78
	抗利尿ホルモン (ADH)	0.3 ～ 4.0 pg/mL	78
	成長ホルモン (GH)	1.0 ng/mL 以下（男性），5.0 ng/mL 以下（女性）	79
	プロラクチン (PRL)	1 ～ 10 ng/mL（男性），1 ～ 15 ng/mL（女性）	79
	BNP	18.4 pg/mL 未満	79
腫瘍マーカー	αフェトタンパク (AFP)	10 ng/mL 以下	80
	CEA	5 ng/mL 以下	81
	CA19-9	37 U/mL 以下	82
	PSA	4 ng/mL 以下	82
	PIVKA-II	40 mAU/mL 未満	83
	CA125	35 U/mL 以下	83
	SCC	1.5 ng/mL 以下	83
	NSE	16 ng/mL 以下	83
	CYFRA	3.5 ng/mL 以下	83
	KL-6	500 U/mL 未満	83
穿刺液・生検検査	動脈血ガス		
	$PaCO_2$	35 ～ 45 mmHg (Torr)	94
	PaO_2	80 ～ 100 mmHg (Torr)	94
	pH	7.35 ～ 7.45	94
	HCO_3^-	22 ～ 26 mEq/L	94
	BE	－ 2 ～ 2 mEq/L	94
	骨髄・脳脊髄液		
	骨髄	有核細胞数：10 ～ 25 万/μL，巨核球数：50 ～ 150/μL，細胞分画：赤芽球系 約 20 %，顆粒球系 約 60 %，リンパ球など 約 20 %	97
	脳脊髄液	圧：70 ～ 150mmH$_2$O，細胞数：5/μL 未満，タンパク：15 ～ 45mg/dL，糖：45 ～ 75mg/dL	98

索　引

外国語索引

▦ 著者略歴

浅野嘉延（ASANO Yoshinobu）
西南女学院大学 学長

1983年山口大学医学部を卒業後，九州大学病院および関連病院にて内科医として臨床・研究・教育を行う．九州大学より医学博士号を授与．ドイツ，フライブルグ大学に留学．日本内科学会の総合内科専門医，アメリカ内科学会のフェロー資格を有する．2007年より西南女学院大学保健福祉学部にて看護学生の教育に従事，現在に至る．著書は「解剖生理と疾病の特性」，「なるほどなっとく！内科学」（南山堂）など多数．

なるほどなっとく！臨床検査

2021年11月11日　1版1刷　　　　　　　　©2021

著　者
あさ の よしのぶ
浅野嘉延

発行者
株式会社 南山堂　代表者 鈴木幹太
〒113-0034　東京都文京区湯島 4-1-11
TEL 代表 03-5689-7850　　www.nanzando.com

ISBN 978-4-525-21091-5

A2109110101-A